TULLIO BENISSONE

WELLNESS OLISTICO E LONGEVITÀ

Come Gestire Lo Stress Per Restare Giovani Rilassando Le Aree Energetiche Cervicali E Lombari

Titolo

"WELLNESS OLISTICO E LONGEVITÀ"

Autore

Tullio Benissone

Editore

Bruno Editore

Sito internet

http://www.brunoeditore.it

Sommario

Introduzione

**«Gli uomini implorano dagli Dei il benessere e non pensano di avere in mano, essi stessi, gli strumenti per conservarlo».
(Democrito)**

Esistono tante leggende che hanno appassionato, se non ossessionato, gli uomini nel corso dei secoli, per quanto irrealizzabili potessero sembrare, come, per esempio, la possibilità di accumulare immense ricchezze scoprendo la pietra filosofale.

Tra queste, una delle più comuni sotto ogni latitudine e longitudine, fa riferimento al mito dell'eterna giovinezza, o per essere più concreti, a come rallentare, nei limiti del possibile, il declino psicofisico legato all'inevitabile trascorrere del tempo.

Un mito che probabilmente nasce da una delle paure ataviche dell'uomo: quella di invecchiare. Se possiamo rassegnarci all'idea della morte considerandola inevitabile, l'idea di invecchiare ha sempre angosciato l'uomo e il sogno di restare giovani e vitali fino alla fine dei nostri giorni, innegabilmente, ci affascina.

Paura del declino fisico che si manifesta paradossalmente in forma diversa anche per gli atleti professionisti. Prolungare le loro carriere anche di uno o due anni ha letteralmente un valore enorme, basti pensare che cosa può significare per un calciatore giocare fino ai quaranta anni invece di chiudere la carriera a 35.

Questo libro su come gli antichi maestri orientali, soprattutto taoisti, gestivano l'invecchiamento, credo sia utile anche a loro.

La giovinezza della quale parlo nel libro non concerne il nostro aspetto estetico, che oggi la chirurgia plastica sa trattare assai bene, quanto un tipo di benessere che oggi definiremmo olistico: la possibilità di vivere fino a 70, 80 anni e magari anche molto oltre sentendoci bene con noi stessi come a venti o trenta, quando sprizzavamo forza ed energia da ogni poro.

Un obiettivo che può sembrare a molti irrealizzabile, anche se voglio ricordare che la pratica di alcune arti orientali, che oggi rientrano nell'ambito del wellness olistico, avrebbe dato vita a più di una leggenda, come quelle sugli antichi saggi taoisti che avrebbero vissuto addirittura per centinaia di anni.

Ovviamente si tratta di storie incredibili che avevano però lo scopo di magnificare le capacità di determinati personaggi, elevandoli al livello di guru ed esaltare contemporaneamente le discipline che avevano ideato e che praticavano ed insegnavano ai loro allievi, per raggiungere risultati straordinari come acquisire una longevità fuori dal comune.

Una longevità che non consisteva semplicemente nella possibilità di vivere qualche decennio in più rispetto alla vita media dell'epoca, quanto nel regalare agli uomini la possibilità di vivere conservando quasi lo stesso livello di benessere tipico della giovinezza, quasi fino alla propria morte.

Questo obiettivo veniva poi declinato anche nell'ambito delle arti marziali attraverso le gesta di maestri che potevano affrontare e battere senza problemi, non in una semplice esibizione, ma in vere sfide all'ultimo sangue, avversari molto più giovani di loro.

Un obiettivo, quello della longevità, che nel libro uso anche per distinguere un training di tipo olistico, che definisco tridimensionale e che serve per prolungare il più possibile, come nel caso degli antichi maestri e guerrieri orientali, fino ai 70 anni ed oltre il proprio benessere e le proprie capacità, da un training di tipo agonistico che definisco bidimensionale e che serve invece per partecipare con successo alle competizioni sportive come le Olimpiadi o i Mondiali e che spesso si rivela non più adeguato a preservare il nostro benessere già intorno ai quaranta anni.

Individuo, inoltre, le differenze che esistono nel praticare, in questa ottica che potremmo definire tridimensionale vs bidimensionale, esercizi apparentemente identici. Una distinzione molto utile, a mio parere, anche agli atleti professionisti che vogliono prolungare la durata delle loro carriere.

Il percorso legato ad antiche arti orientali che approfondisco nel libro fa riferimento ad un principio base secondo il quale la longevità si acquista anche gestendo lo stress che blocca la circolazione del *chi* (*life energy*) nella schiena irrigidendo le aree energetiche cervicali e lombari. Insomma: si tratta di trasformare lo stress da nemico insidioso e fonte di infiniti problemi in un alleato prezioso del nostro benessere.

Lo stress esiste da sempre ma noi scopriremo anche come fronteggiare la sua versione contemporanea, prodotta dallo sviluppo tecnologico. Uno stress che ha natura mentale, dovuta al fatto di essere sempre on line, connessi con tutto il mondo e di dover magari rispondere sempre a qualcuno, e natura fisica, dovuta al tempo che trascorriamo guardando i vari display di computer, cellulari e tablet, assumendo posture negative per il nostro corpo energetico.

Forse alcuni passaggi del libro sembreranno rientrare nella categoria della leggenda e del mito, ma spesso molte leggende nascondono un fondo di realtà, come dimostra, per restare in un contesto diverso ma a noi più vicino storicamente e geograficamente, la storia di un commerciante tedesco appassionato di archeologia, Heinrich Schliemann, che, basandosi sui versi dell'*Iliade* di Omero, riuscì nella seconda metà del diciannovesimo secolo, nell'impresa di ritrovare le vestigia di Troia, l'antica città di Priamo, che gli studiosi ed accademici dell'epoca consideravano una leggenda frutto, per l'appunto, solo di un straordinario capolavoro letterario.

Credo che lo stesso fondo di verità si possa trovare nelle leggende orientali su personaggi che avrebbero scoperto come preservare la loro giovinezza oltre ogni spiegazione razionale praticando determinate discipline, come meditazione, yoga o chi kung, tuina o nuad boran, solo per citarne alcune.

Antiche arti che, basandosi sull'unione di mente, corpo e spirito, come sostengono alcuni, o di mente, corpo ed energia, come preferiscono altri studiosi e praticanti, me compreso, oggi definiremmo olistiche.

Ciò che mi auguro per i lettori, e che per me è avvenuto, è che, alla fine di questo viaggio che ci porterà anche tra leggende e miti dell'universo del wellness olistico, ognuno, come un novello Schliemann, possa scoprire come iniziare a coltivare la longevità, anche cercando di applicare discipline basate in certi casi su presupposti metafisici.

Perché alcuni preferiscono parlare di energia e non di spirito, o viceversa, oltre che di mente e corpo, quando si parla di wellness olistico tridimensionale?

Innanzitutto, a mio parere, perché il termine *spirito* può generare un equivoco di fondo, poco importa se sia stato voluto o meno dai divulgatori del passato, che ci porta a pensare ad una disciplina che abbia natura religiosa, mistica o esoterica, il che, per alcuni autori e maestri, può anche essere vero.

L'approccio di questo libro, anche quando si parla di taoismo, esula, se non per qualche inevitabile richiamo, da derive di natura religiosa, mistica od esoterica, per restare semmai nell'ambito della filosofia taoista che, per certi aspetti, potremmo assimilare alla filosofia metafisica.

Inoltre, la distinzione tra spirito ed energia per molti istruttori orientali ha natura funzionale. Nel senso che un collegamento tra i due termini esiste, ma funziona per determinate discipline o, ancora meglio, per alcuni obiettivi pratici.

Quando si parla di spirito, molti si riferiscono ad un particolare stato di coscienza da raggiungere durante la pratica, indispensabile per coltivare il chi. Se noi pratichiamo una disciplina olistica con il solo scopo, comunque ambizioso e non facile da raggiungere, di rilassarci e gestire lo stress allora, in effetti, potremmo considerare i due termini quasi equipollenti.

Se noi, invece, vogliamo coltivare la *life energy* per influenzare la longevità producendo con determinati esercizi la circolazione del chi in una o più delle cinque aree energetiche principali, allora, da un punto di vista pratico, lo stato di coscienza rappresenta un punto di partenza ma non di arrivo della pratica.

Una sorta di *conditio sine qua non* ma non di *conditio per quam*, cioè una condizione necessaria ma non sufficiente dell'arte che pratichiamo.

Insomma, il termine energia ci serve soprattutto per avere, come vedremo nei singoli capitoli del libro, un approccio più concreto e mirato quando pratichiamo una disciplina orientale con finalità ben precise come quelle identificate nel sottotitolo del saggio:

gestire lo stress per restare giovani rilassando le aree energetiche cervicali e lombari del nostro corpo.

Qualcuno forse si starà chiedendo: ma chi è l'autore?

Uno scettico con una straordinaria passione per l'Oriente e le sue leggende. Scetticismo e passione, due caratteristiche, una legata alle potenzialità analitiche e l'altra a quelle intuitive, che coesistono in quasi ogni uomo e donna e che, pur antitetiche, servono entrambe quando ci si avvicina allo studio ed alla pratica di discipline obiettivamente controverse come quelle olistiche.

Due caratteristiche connesse come le due facce di una medaglia o come lo yin e lo yang, per restare in tema di Oriente, ed entrambe utili, se non indispensabili, per avanzare senza scoraggiarsi nella pratica di materie dove i progressi sono in qualche caso rapidi ed in altri casi più lenti e graduali.

Voglio ricordare che noi parliamo di arti orientali proprio perché i miglioramenti nel nostro training sono del tutto slegati dal dato anagrafico. Possiamo raggiungere una nostra personale maturità energetica anche a 70, 80 anni, a differenza di quanto avviene nello sport agonistico dove i quaranta anni rappresentano anche per i campioni, quasi sempre la fine della carriera.

Scetticismo, nel mio caso oltre che naturale, anche dovuto al mio passato di avvocato e di consigliere regionale e provinciale di un'importante associazione dei consumatori come l'Adiconsum.

Proprio in tale veste ho avuto modo di incontrare diverse persone che avevano avuto un rapporto insoddisfacente o problematico con il mondo del wellness olistico, che infatti per me presenta sia enormi potenzialità che situazioni talvolta ambigue da chiarire, talvolta determinate anche soltanto da superficialità ed approssimazione.

Questo saggio nasce dall'esperienza sia teorica che pratica che ho maturato, per trovare una risposta a problematiche fisiche di natura personale, in oltre trent'anni di ricerca, pratica e studio, in Italia e, ancor di più, in Oriente, di antiche discipline, spesso di ispirazione taoista.

Ricerca e studio che ho poi rielaborato in ottica soggettiva per adeguarle prima alle mie esigenze ed oggi, con questo libro, alle aspettative di chi vuole una bussola per orientarsi in un ambito affascinante ma vastissimo come il wellness olistico.

Per venire incontro alla curiosità dei lettori che giustamente vogliono conoscere anche il curriculum vitae di un autore per valutare la sua attendibilità in merito agli argomenti trattati, credo sia giusto accennare al mio percorso che, partendo dagli sport tradizionali, mi ha portato poi alla pratica delle discipline olistiche.

Ho avuto la fortuna di ereditare la passione per l'attività fisica da mio padre che partecipò anche ai nazionali di nuoto e mi insegnò quasi a nuotare ancor prima che a camminare.

Il fatto che mi allenassi nuotando con mio padre nel mare della costiera amalfitana, faceva sicuramente di me un privilegiato anche se, dopo alcuni anni, avrei scoperto che il nuoto per me era anche una necessità, in quanto avevo una patologia degenerativa circolatoria di natura ereditaria, che soprattutto il nuoto poteva se non curare, almeno contenere. Iniziai a sospettare che la passione di mio padre, che soffriva degli stessi disturbi, per il nuoto e l'attività fisica in generale, non fosse fine a se stessa ma avesse anche una funzione salutistica, quando crescendo feci caso alle strane cicatrici che aveva sulle gambe.

Ancora oggi, da aprile a dicembre, quando ne ho la possibilità, raggiungo a nuoto le spiaggette più isolate della costiera amalfitana per allenarmi divertendomi, caratteristica che ho cercato poi in tutti le discipline praticate.

La passione per il nuoto mi ha permesso di capire più rapidamente i principi basilari di alcuni esercizi olistici che ho poi scoperto efficaci anche per attenuare le mie problematiche fisiche.

Crescendo praticai anche altri sport e come molti ragazzi mi avvicinai alle arti marziali affascinato dai film di Bruce Lee e da un film che ebbe molto successo nei primi anni 80: *Karate Kid* di Avildsen.

Iniziai a praticare, preferendo un approccio soft e non troppo cruento, il light contact e superai i primi step conseguendo le prime cinture abbastanza facilmente fino a quando, dopo gli allenamenti, tutto sommato sostenibili, iniziai ad avvertire dolori sempre più forti soprattutto alle gambe.

Dovetti inevitabilmente sottopormi ad una visita medica e così scoprii che anche io, come mio padre, soffrivo di una patologia ereditaria che pur rendendo indispensabile la pratica sportiva sconsigliava quelle attività fisiche che comportassero traumi anche leggeri, soprattutto alle gambe.

Fu una delusione. La mia avventura nel mondo delle arti marziali finiva prima di cominciare e non so se il mondo perse un grande campione, o se io evitai, fortunosamente, una caterva di mazzate.

Probabilmente la seconda delle due, ma ciò che acquisii fu la sensazione che le arti marziali, ben oltre l'aspetto del combattimento e dell'autodifesa, nascondessero degli insegnamenti utili anche per preservare il benessere fisico. Intuizione che trovò una conferma molti anni dopo, quando in Oriente scoprii le arti marziali interne.

Successivamente praticai, oltre al nuoto, diversi sport tradizionali come calcetto, tennis, basket, beach volley ed anche un'attività motoria che anni fa si diffuse rapidamente: il trekking urbano, che ritengo comunque utile per il benessere.

Non voglio annoiarvi con la storia dei miei trascorsi sportivi, siccome non sono né un Paltrinieri né un Nadal non ne varrebbe la pena.

Ma poiché credo che questi sport siano familiari a molti dei lettori e delle lettrici, posso utilizzare l'esperienza che ho in comune con chi legge il libro come metafora, in modo da trasmettere l'applicazione di alcuni principi propri delle discipline olistiche, essenziali ma difficilmente spiegabili in un video, quindi ancor meno in un libro.

Tra gli sport citati, ne prenderò in considerazione soprattutto tre, nuoto, ping pong, anche se la stessa ratio vale per il tennis e, infine, arti marziali interne, con l'obiettivo di permettere ai praticanti di capire come l'esercizio delle discipline olistiche oltre che al wellness, possa consentirgli di migliorare nei loro sport preferiti.

Ho pensato che, collegarli ad esperienze già esistenti nel bagaglio sportivo di molti lettori, fosse utile per introdurre e facilitare la comprensione delle discipline olistiche presentate nel libro come meditazione, chi kung e nuad boran (thai massage).

Comunque, i benefici che conquistavo con la pratica sportiva tradizionale, venivano ridimensionati dai periodi di inevitabile sedentarietà dovuti al tempo trascorso sui libri per motivi di studio.

Per laurearmi presto e bene in giurisprudenza, magna cum laude, come avrebbero detto gli antichi romani, e conseguire pochi anni dopo l'abilitazione all'esercizio della professione forense, cioè diventare avvocato, trascurai l'attività fisica e fui costretto, negli anni, a sottopormi ad alcuni interventi chirurgici per il riacutizzarsi delle mie patologie ereditarie dovuto ai periodi di inattività fisica.

Anche se avevo dovuto abbandonare definitivamente la pratica delle arti marziali, non persi la passione per l'Oriente, affascinato oltre che dai film con Bruce Lee e tanti altri campioni di arti marziali come Chuck Norris o Jean Claude Van Damme anche dai libri e dai documentari che magnificavano gli effetti sul benessere di discipline come lo yoga e il massaggio olistico.

Iniziai con lo yoga che credo sia oggi di gran lunga l'attività olistica più diffusa. Pur avendo trovato un'ottima istruttrice e pur riuscendo ad eseguire la maggior parte delle asane senza problemi e riscontrando innegabili benefici, non avvertivo, però, quel *quid plus* per la salute che invece veniva promesso nei libri e nei documentari.

Quid plus che veniva identificato anche da Bruce Lee in una delle sue interviste, come una potenzialità umana latente, che una volta sviluppata con un training adeguato, elevava le capacità umane in diversi settori, sportivi e non.

Bruce Lee mostrava come prova la sua formidabile abilità e padronanza nell'uso dei *nunchaku*. Chi li ha presi in mano sa quanto sia difficile ed anche pericoloso maneggiarli.

In un rarissimo video, che alcuni dicono girato da lui o da un suo allievo, mentre altri ritengono un falso rielaborato al computer, quest'antica arma, viene utilizzata al posto delle racchette, per giocare a ping pong. Tra l'altro benissimo.

Insomma, tutto sommato, praticando lo yoga non avevo trovato una grande differenza con i benefici che potevo trarre da una nuotata di quarantacinque minuti e quindi cercai un'altra disciplina olistica che potesse soddisfare le mie esigenze.

Nel frattempo, intuii l'importanza che la visibilità offerta dalla televisione poteva avere per valorizzare e poi monetizzare le proprie passioni e competenze e così partecipai, in modo anche casuale, ad alcune trasmissioni televisive nazionali come *A bocca aperta* di Funari su Rai2 ed il *Maurizio Costanzo Show* su Canale 5.

Il ritorno di immagine fu immediato, e mi aprì diverse porte. Fui chiamato a partecipare come opinionista nei programmi delle tv private, venni coinvolto come intrattenitore nelle attività dei circoli cittadini, invitato nelle giurie campane di concorsi di bellezza prestigiosi come *Miss Italia*, fui coinvolto come comparsa in alcune produzioni cinematografiche di livello sia nazionale che internazionale.

Ebbi modo di conoscere gli organizzatori del Festival Internazionale del Cinema di Salerno, il più antico dopo Venezia e, collaborando con loro, diventai membro della giuria della manifestazione ed ebbi modo, non solo di incontrare molti protagonisti del cinema italiano nelle varie serate di gala, ma anche di seguire alcuni stage formativi sulla settima arte, che mi permisero poi di sviluppare per alcuni anni anche un progetto di alfabetizzazione cinematografica nelle scuole e, *dulcis in fundo*, di coordinare corsi di formazione itineranti sulle navi da crociera.

Lo stesso percorso che oggi spero di replicare come divulgatore olistico, magari anche sui social network, che un tempo non esistevano, pubblicando il mio libro con la casa editrice Bruno Editore.

Dopo aver ridimensionato il mio interesse per lo yoga, continuai il mio percorso in ambito olistico iscrivendomi ad un corso di shiatsu, il tradizionale massaggio giapponese. Mi appassionai e superai il primo dei tre livelli allora necessari per l'abilitazione e poter esercitare legalmente, anche grazie alla bravura dei miei istruttori.

Ancora una volta, però, nonostante il fascino della disciplina, sentivo che mancava qualcosa, quel *quid plus* che rende davvero straordinaria ed olistica una disciplina, producendo risultati fuori del comune nell'ambito del benessere. Tuttavia, non persi la passione per il massaggio olistico e così decisi di andare in Oriente, in Thailandia, per scoprire se le mirabilie che avevo letto e sentito sul Thai massage corrispondevano al vero.

Debbo dire che capii quasi subito di avere finalmente trovato quel che cercavo. Teoria e pratica finalmente corrispondevano alle mie esigenze in termini di wellness olistico ed avevo a disposizione un'infinità di scuole e centri per poter approfondire la materia. Decisi così che avrei trascorso le vacanze in Thailandia negli anni successivi, per approfondire oltre al nuad boran anche altre discipline olistiche che avevo scoperto come la meditazione ed il chi kung.

Ma le passioni costano e così, per puro divertimento, decisi di tentare la sorte e cercai di trovare i fondi per coltivare la mia partecipando ad un quiz televisivo di Rai 2, *Greed* condotto, da Luca Barbareschi, anche se sapevo che le possibilità di vincere erano oggettivamente scarse.

Invece le cose andarono bene fin dall'inizio perché alle selezioni mi capitarono una serie di domande proprio sul cinema, sui film orientali e su Bruce Lee. Arrivai senza problemi in trasmissione dove le cose continuarono ad andare bene e superai tutti gli ostacoli quasi come il protagonista del film *The milionarie* di Danny Boyle.

Raggiunto un premio più che adeguato per realizzare il mio sogno di andare più volte in Thailandia per approfondire il thai massage (nuad boran), decisi di non sfidare ulteriormente la sorte e passai alla cassa, nonostante gli incitamenti del pubblico che spingeva perché proseguissi il mio cammino fino alla fine.

Feci bene perché al premio finale non arrivò nessuno ed io invece, nonostante il ritiro, risultai comunque tra i campioni dello show quell'anno. Ma il mio rapporto con i quiz non finì lì perché in modo rocambolesco partecipai ad un altro quiz di Rai 2, l'itinerante *7x30* condotto da Marco Balestri ed Alena Seredova e sempre rispondendo a domande sul cinema, vinsi il premio messo in palio dal programma.

Incredibile ma vero, sono forse uno dei pochi italiani ad aver partecipato con successo a ben due quiz trasmessi sulla stessa rete televisiva.

Comunque avevo i fondi per proseguire in Oriente il mio viaggio nel mondo del wellness olistico.

Concludo qui, anche per non annoiare, il racconto delle mie esperienze, che tra alti e bassi, soddisfazioni e delusioni, inframmezzati da qualche intervento chirurgico mi hanno portato a scrivere questo libro sul wellness olistico e la longevità.

Certo, può sembrare strano che un iscritto all'Albo degli Avvocati abbia scelto di trattare una materia tanto singolare e controversa, ma, ritengo che, oltre alla straordinaria passione per l'Oriente, in buona parte, anche la mia formazione giuridica unita ai naturali dubbi e sospetti propri degli occidentali, per alcuni aspetti delle discipline esaminate, che possono oggettivamente sembrare quasi esoterici, abbia svolto un ruolo significativo nel mio lungo percorso di ricerca e formazione.

Ho infatti potuto delimitare con una certa precisione l'ambito della mia ricerca, evitando di seguire corsi ed istruttori inadeguati per le mie esigenze, bypassando non solo l'approfondimento ma anche ogni inutile e fuorviante riferimento a settori che invece rientrano, come stabilisce la legge, nell'ambito totalmente diverso ed esclusivo della medicina.

Chi scrive un libro spesso ha subito l'influenza di uno o più scrittori, a chi si ispira? Nel mio caso ho sempre avuto come punto di riferimento Luciano De Crescenzo, tra l'altro anche regista cinematografico, che pur essendo un ingegnere e non un laureato in filosofia, diventò popolare come scrittore oltre quaranta anni fa pubblicando una sua personalissima storia della filosofia greca.

De Crescenzo diceva spesso che paragonava i suoi libri ad uno sgabello e che, salendoci sopra, si potevano prendere dagli scaffali di un'ipotetica biblioteca i testi dei grandi filosofi e capirli meglio.

Aveva l'umiltà di non considerarsi un filosofo ma riteneva di aver scritto dei testi che potevano semplificare la comprensione dei filosofi greci ed avvicinare tante persone alla filosofia. È con questo stesso *mindset* da divulgatore, anche se olistico, che ho ideato il mio saggio.

Ho inoltre valutato diversi generi letterari prima di scegliere il più adatto a trasmettere le mie esperienze e, dopo un'attenta valutazione, ho scelto il format dell'intervista, anche pensando a tutte le domande che nel corso delle mie ricerche mi sono posto, ho posto e mi sono state poste, quasi per spirito di servizio e non per una sorta di megalomania, ritenendomi già tanto autorevole da meritare un intervistatore.

Dopo essermi presentato credo che sia giusto rispondere ad un'altra domanda dei lettori: "Perché scrivere un libro su wellness olistico e longevità?".

Ovviamente, per diventare un divulgatore/formatore e consulente autorevole in questo ambito, una specie di Piero Angela. Desidero valorizzare e monetizzare quanto ho appreso in anni di pratica non tanto vendendo il libro, so già infatti che difficilmente con le royalty si guadagna nel breve periodo, ma costruendo piuttosto un percorso sui social network creando una community di appassionati alla materia inizialmente intorno ai miei profili Instagram e Facebook.

Il libro può anche rappresentare lo step iniziale di un viaggio che, per chi fosse interessato al mio approccio, magari dopo aver recensito positivamente su Amazon il mio libro, può approfondire seguendo e diventando quindi mio follower sull'account Instagram *holistic taoist training* e mettendo mi piace alla pagina Facebook che ha lo stesso nome o anche contattandomi sul profilo Facebook, che porta il mio nome, Tullio Benissone, per chiedere la mia amicizia ed eventuali consulenze personalizzate.

Sono convinto che oggi, a differenza di quando oltre 30 anni fa, iniziai il mio percorso in questo settore ed al massimo le persone si avvicinavano allo yoga, esista un interesse crescente per la materia, confermato anche da un'infinità di corsi proposti non solo nelle palestre fisiche ma anche on line.

Inoltre, con l'aumento della durata della vita media, molti hanno capito che gli allenamenti e la pratica sportiva tradizionale possono presentare molti effetti collaterali e che comunque, dopo i quaranta anni, pur non volendo rinunciare alla tradizionale partita di tennis o di calcetto settimanale con gli amici, sia davvero consigliabile affidare il proprio benessere anche alla pratica delle discipline olistiche e non più solo ad attività fisiche spesso saltuarie.

Molte arti orientali sono comunque consigliabili anche per i ventenni in quanto la loro pratica, oltre a precostituire uno stato psicofisico ottimale, permette di migliorare il loro rendimento anche negli sport tradizionali.

Tra l'altro, in questo momento storico caratterizzato dalla diffusione della pandemia Covid-19 e quindi dalla inevitabile chiusura di piscine e palestre, non dimentichiamo che le arti orientali, oggetto del libro, sono praticabili in casa e credo che anche quando finirà la pandemia e le palestre e le piscine finalmente riapriranno, conoscere una o più discipline praticabili a casa rappresenti comunque un'ulteriore risorsa per il proprio benessere.

Inoltre, oggi, per chi abbia sviluppato delle competenze in ambito formativo e le voglia monetizzare pubblicando un libro, diventando contestualmente anche una figura autorevole del settore trattato, il mercato degli eBook, sia su Amazon che su altre piattaforme, presenta grandi potenzialità. Se finora non avevo mai realizzato questo piccolo sogno è perché, conoscendo l'importanza di un mentore per chi si affaccia in un nuovo settore come la scrittura e pubblicazione di un eBook formativo, ho cercato innanzitutto chi potesse diventare il mio coach editoriale. Solo dopo aver trovato un'azienda seria e competente come la Bruno Editore ho deciso di tentare questa nuova avventura: scrivere un eBook per diventare un divulgatore/formatore olistico.

Cosa scoprirete leggendo il mio infobook? Per chi volesse un riassunto breve del libro, paragonabile alla sinossi di un film, ho individuato qui tre step principali o linee guida:

1) Per raggiungere la longevità gestendo lo stress e rilassando le aree energetiche cervicali e lombari ho pensato, partendo da una sintetica analisi del settore del wellness olistico, che fosse utile individuarne nel risveglio delle potenzialità umane latenti, la caratteristica base, saliente o peculiare che dir si voglia.

2) Ho poi individuato la potenzialità latente, utile a spiegare sia la teoria che la pratica delle tre discipline trattate nel libro, meditazione, chi kung e nuad boran o thai massage, nel *chi, lom pran, ki, prana* o *life energy*, come viene chiamata con nomi diversi la stessa entità metafisica attivata dalla pratica delle arti orientali presentate nel libro.

3) Infine, ho selezionato una serie di principi generali comuni alle suddette tre discipline tra i tanti possibili, che potessero trovare applicazione in un solo esercizio, una sorta di starting position, applicabile praticamente ovunque sia in casa che, per assurdo, anche in strada mentre aspettiamo un mezzo pubblico alla fermata

dell'autobus o un amico ad un appuntamento. Osserveremo questo esercizio da diverse angolazioni, sia in modo classico che in modo più soggettivo spiegando, nell'ultimo capitolo del libro, come lo eseguo io.

Insomma: scoprirete i segreti degli immortali taoisti. Esagero? Ovviamente sì, ma non del tutto, perché, come ho spiegato prima, dietro ogni leggenda esiste un fondo di verità e spetta solo a noi scoprire come l'antica saggezza orientale può aiutare il nostro benessere.

Buona Lettura!
Tullio Benissone

Capitolo 1:
Cose che dovresti sapere sul wellness olistico

«Ogni lungo viaggio inizia con un primo passo».
(Laozi)

Sentiamo e noi stessi pronunciamo la parola stress diverse volte al giorno. I ritmi forsennati e per certi aspetti disumani della vita quotidiana, inevitabilmente, ci portano a superare un livello di stress che potremmo definire sostenibile senza rischiare conseguenze negative per la nostra salute. E tutto questo prima che la pandemia di Covid-19 entrasse nelle nostre vite, stravolgendole. Figuriamoci ora.

Questo libro, che vorrei considerare un bignami del relax olistico, nasce per imparare ad affrontare lo stress perché liberarsene definitivamente è forse impossibile e se anche ci riuscissimo, andremmo a minare delicati equilibri del nostro organismo. Diventa utile, allora, capire come possiamo gestire questo nemico per ottenere risultati positivi anziché negativi per il nostro benessere. Insomma, si tratta di applicare un vecchio principio orientale: se non puoi battere un nemico alleati con lui.

Inoltre, cercheremo di spiegare come queste antiche arti orientali, che oggi rientrano anche giuridicamente nell'ambito delle discipline olistiche, possono influenzare positivamente anche la nostra longevità. A questo punto la domanda nasce spontanea:

Cos'è il wellness olistico?

Il wellness olistico individua una serie di discipline, spesso ma non sempre di origine orientale, tutte legate al concetto di olismo, che discende dal greco e significa: totalità, intero.

Il benessere dell'individuo, secondo questa visione, viene raggiunto quando si realizza l'unione tra le diverse componenti della persona, che vengono chiamate con nomi diversi, ma che per comodità, in questo testo, definirò dimensioni.

Quante e quali sono queste dimensioni?

I divulgatori delle discipline olistiche sono da sempre, nella maggior parte dei casi, orientati ad inglobare le componenti individuali in tre macro-dimensioni.

Sulla definizione delle prime due, corpo e mente, tutti concordano, mentre la terza dimensione umana viene indicata con termini differenti, come spirito, anima, energia ed emozioni, tra gli altri, a seconda della singola pratica olistica di riferimento.

Personalmente, sia per motivi di formazione personale che per evitare la trattazione di argomenti abbastanza complessi e pure divisivi, con inevitabili ricadute in ambito mistico, trascendentale ed esoterico, che però non verranno affrontati in questo testo, parlando di terza dimensione, farò riferimento al concetto di *life energy*.

Le discipline olistiche vanno distinte dalla medicina ufficiale?

Assolutamente sì. L'Operatore Olistico non è un medico e non può svolgere attività di pertinenza medica. Non può, quindi, diagnosticare malattie o prescrivere terapie. Potrebbe soltanto collaborare con un medico, ma sempre e solo seguendo le sue prescrizioni.

Commette un reato l'operatore olistico che svolga attività rientranti nell'ambito della professione medica?

Assolutamente sì. Viola l'art.348 del cod. penale. In pratica, per la giurisprudenza della cassazione penale "commette il reato di esercizio abusivo della professione medica chi senza averne i titoli, diagnostichi le malattie e ne prescriva la cura".

Quali attività può svolgere un operatore del settore olistico?

L'intervento dell'operatore olistico deve tendere allo sviluppo di tutte le potenzialità latenti e le risorse (che in questo libro coincidono con la dimensione energetica) di cui le persone sono naturalmente dotate ma di cui spesso non sono coscienti per raggiungere un livello ottimale di benessere che l'OMS indica "non come semplice mancanza di malattia ma come una condizione in cui la persona agisce in uno stato di completa armonia con sé stessa e con l'ambiente che lo circonda (natura, casa)".

Insomma: molti vedono nell'operatore olistico un *wellness counselor* cioè una figura che, attraverso un training basato su determinate discipline, guidi una persona verso il benessere anche tramite la gestione dello stress, consentendogli la prevenzione delle malattie e favorendone la longevità.

Inoltre, l'operatore olistico. sotto la direzione di un medico. può coadiuvare una terapia medica consentendo alla persona di rispondere meglio alle suddette prescrizioni del medico.

Quale legge disciplina in Italia il settore del wellness olistico?

Il mondo del wellness olistico è disciplinato ai sensi della legge 14 gennaio 2013, n.4 (G.U.26 gennaio 2013, n.22).

Questa legge, che disciplina le professioni non organizzate in ordini o collegi, ha inserito la figura dell'Operatore e Counselor Olistico tra le professioni per il cui esercizio non è richiesta l'iscrizione ad un albo specifico.

Non esisterebbe quindi, secondo l'interpretazione dominante, né l'obbligo di qualificarsi professionalmente in Italia, intraprendendo un percorso di attestazione professionale presso una determinata scuola o associazione professionale di categoria o un determinato ente, né esiste l'obbligo di iscriversi alle suddette associazioni professionali di categoria.

L'unica eccezione è rappresentata dall'agopuntura che può essere praticata solo da chi ha una laurea in medicina e ha seguito il corso di agopunturista.

Esiste quindi una certa discrezionalità se non addirittura anarchia per quanto riguarda il percorso formativo dell'operatore olistico?

In un certo senso sì perché, anche se è vero che esistono in Italia un'infinità di corsi che certificano le singole competenze acquisite per poter operare nel settore olistico in una specifica disciplina (massaggiatore shiatsu, operatore di reiki, istruttore di yoga ecc.) è anche vero che non sembra esistere un vero obbligo di seguirli in Italia.

Il che sembra proprio essere il caso dei tanti centri di benessere e di massaggio orientali, spuntati come funghi in Italia, le cui operatrici hanno acquisito le loro competenze molto probabilmente nei paesi di origine e mai, o quasi mai, seguendo in Italia uno specifico corso abilitante.

La legge sembrerebbe quindi permettere al singolo operatore olistico di qualificarsi attraverso la cosiddetta autoregolamentazione volontaria, cioè seguendo in Italia o eventualmente anche all'estero i corsi che ritiene migliori per la sua formazione.

Io, per esempio, mi avvicinai in Italia al mondo delle discipline olistiche ed iniziai a praticare prima Yoga e poi Shiatsu non per diventare istruttore, ma per affrontare e gestire una serie di problematiche personali legate allo stress e a tensioni cervicali e lombari.

Nonostante la serietà degli istruttori che avevo incontrato, però, avevo l'impressione che ai vari corsi mancasse sempre qualcosa che, almeno in Italia, stentavo ad individuare e che avrei compreso solo in Oriente: il senso e l'importanza della dimensione energetica e le sue interconnessioni con le dimensioni del corpo e della mente.

Quanto dura un corso per diventare operatori olistici?

Dipende dalla singola disciplina presa in considerazione e dal singolo centro di formazione. In Italia i percorsi abilitanti non durano, tra fase teorica e pratica, quasi mai meno di 400 ore divise in uno o più anni.

Personalmente, sulla base delle mie esperienze maturate soprattutto in Oriente, ritengo che il discorso sulla durata della formazione nel settore in questione sia ben più articolato.

Il numero di ore di un corso può senza dubbio rappresentare un riferimento abbastanza preciso per sviluppare la dimensione corporea delle discipline olistiche. Penso, cioè, al tempo necessario ad imparare l'esecuzione delle asane nello yoga o ad imparare le diverse tecniche di massaggio previste dall'ayurvedica, dalla tuina, dal jingluo, dal thai massage o dallo shiatsu.

Questo, tuttavia, rappresenta solo uno step del percorso di formazione e non un punto di arrivo perché il tempo necessario per imparare poi ad interagire con la dimensione energetica propria o di altre persone, cioè l'aspetto per me saliente e caratterizzante delle discipline olistiche, non è realmente misurabile e talvolta dipende anche da particolari attitudini personali.

In ogni caso, sarà comunque la soddisfazione della clientela a decretare il successo di un operatore anziché di un altro e non una semplice attestazione professionale. Una situazione che presenta pro e contro e che quindi rende utile questo testo per chi cerchi una bussola per orientarsi nell'oceano delle professioni olistiche in base alle sue esigenze.

L'Operatore, o Counselor Olistico, per svolgere regolarmente la sua attività sotto il profilo fiscale, deve aprire una partita Iva?

L'apertura di una partita Iva, scegliendo uno dei codici ateco previsti, è una delle due opzioni concesse dalla legge per non incorrere nelle sanzioni previste dalla legge.

La seconda opzione, in alternativa, è rappresentata dalla costituzione di un'attività, nel settore olistico, sotto la forma giuridica di associazione. Questa scelta, oltre a semplificare la gestione pratico/operativa, alleggerisce anche il peso degli adempimenti fiscali legati alla tassazione del reddito.

Inoltre, la scelta dell'associazione è attuabile anche dai lavoratori dipendenti, sia pubblici che privati, che magari vogliono gestire una seconda attività.

In ogni caso, per stare tranquilli ed evitare contenziosi con l'agenzia delle entrate, soprattutto se il giro di affari cresce in modo considerevole, è sempre opportuno rivolgersi ad un commercialista.

Possiamo stilare un elenco di discipline olistiche?

Rimanendo nell'ambito dei principi generali sopraesposti, molti ritengono che rientrino nell'universo olistico un numero davvero grande di discipline.

Ayurvedica, aromaterapia, reiki, cristalloterapia, pranoterapia, tapping o eft, massaggio olistico (nuad phaen boran, shiatsu, tuina, jingluo, massaggio ayurvedico, solo per citarne alcuni), fiori di bach, omeopatia, static and dinamic meditation, cromoterapia, naturopatia, pet therapy, talassoterapia, arteterapia, iridologia, musicoterapia, cinematerapia, kinesiologia, yoga, theta healing, chi kung, tai chi quan nella sua versione non marziale e l'elenco potrebbe continuare ancora a lungo.

Anche se non mancano i distinguo tra gli esperti del settore, la catalogazione delle suddette tecniche/arti tra le discipline olistiche è più o meno accettata.

Nel libro tratterò le tre discipline che ho avuto modo di approfondire, soprattutto in Oriente, e che rappresentano un utile punto di riferimento per chi voglia sia avvicinarsi al mondo del wellness olistico che approfondirne la conoscenza: meditation, chi kung, nuad phaen boran.

Concluderò, infine, presentando il mio particolare approccio al mondo olistico, cioè una personale metodologia di allenamento che ho chiamato *holistic taoist training*.

Che rapporto esiste tra le discipline che verranno trattate nel libro ed il wellness olistico?

Un rapporto se non di filiazione almeno di discendenza, in quanto lo scopo è lo stesso: favorire il benessere e la longevità agendo sul sistema energetico delle persone ed attivandone le potenzialità latenti.

Nell'apprendimento delle discipline oggetto di questo libro, che tipo di rapporto, in termini di tempo, dovrebbe esistere tra quello dedicato alla parte teorica e quello dedicato alla pratica?

Credo che un rapporto tra venti per cento di teoria e ottanta per cento di pratica, sia appropriato.

Personalmente, sulla base dell'esperienza accumulata in Oriente, ho sperimentato che in molti casi i percorsi iniziavano direttamente con la pratica, e non perché certe conoscenze venissero presupposte nel bagaglio culturale dell'allievo, ma perché i maestri ritenevano che il modo migliore per trasmettere la teoria fosse rappresentato dalla messa in pratica, anche per imitazione, della disciplina.

Non è un caso che esista un Sutra (elaborazione filosofica sapienziale della letteratura indiana, che descrive in forma aforistica la metafisica, la cosmogonia e la condizione umana) utilizzato nell'ambito della meditazione, che attribuisce alla capacità di apprendere imitando i movimenti dei maestri, anche nelle arti marziali, il valore di un vero e proprio superpotere.

Alcuni studiosi sostengono che Bruce Lee, per esempio, abbia sviluppato la sua capacità di usare i *nunchaku* semplicemente osservando gli altri maestri di arti marziali.

Esistono, quindi, diverse tipologie di insegnamento e di apprendimento che potremmo trasferire dalle arti orientali alle discipline olistiche?

In effetti, anche la natura della didattica ha avuto un ruolo importante nel mio percorso formativo. Solo in Oriente ho capito la differenza e l'importanza, con riferimento alle discipline che poi tratterò in questo libro e non solo, di distinguere tra un apprendimento di tipo analitico ed un altro metodo basato sull'approccio intuitivo/istintivo.

In una prima fase un insegnamento analitico delle discipline ha senso ed è probabilmente indispensabile, ma poi diventa fondamentale, quando si passa alla pratica, fare leva su un tipo di cognizione meramente intuitiva/istintiva.

In molti film cinesi di arti marziali spesso il maestro invitava l'allievo o gli allievi nel momento del combattimento a trascendere quanto avevano imparato fino a quel momento affidandosi soprattutto all'istinto.

Inoltre, ho sempre avuto l'impressione che pure il richiamo a determinati animali rispondesse alla stessa logica didattica, sia nel caso del kung fu che nel caso del chi kung, per continuare con gli esempi.

Spiegare in modo analitico i singoli movimenti di una tecnica rappresenta un primo step. Mentre, legare quella tecnica alla figura quasi archetipica di un animale permette all'allievo di progredire nel suo percorso, trovando ispirazione per i suoi esercizi nei movimenti di una mantide, di un serpente, di una scimmia o di una tigre.

Un ragionamento che sembra contraddittorio fin quando non si entra nella logica tridimensionale della persona umana che può trovare una sua sintesi soprattutto grazie allo sviluppo di un training basato su capacità intuitive/istintive.

Questa distinzione, tra apprendimento analitico e intuitivo, presuppone anche l'allenamento e lo sviluppo di particolari capacità?

Sì. Una tra le più citate fa riferimento allo sviluppo di un'abilità paragonabile quasi ad un sesto senso: il propriocettivo.

Questo concetto non sempre viene spiegato allo stesso modo dalle diverse discipline, ma in questo libro noi cercheremo di utilizzarlo con riferimento soprattutto allo sviluppo di determinate capacità come, per esempio, quella di avvertire la circolazione dell'energia (chi, ki o prana) nel nostro corpo in seguito alla pratica di specifiche tecniche.

In una fase successiva della nostra formazione potremo anche avvertire, quando pratichiamo per esempio il massaggio olistico, la circolazione o la stagnazione dell'energia nelle altre persone, diventando rabdomanti dell'energia.

Inoltre, questo sesto senso ci permette anche di capire come muovere il nostro corpo come un'entità unica e non come un insieme di parti distinte e separate, utilizzando il meccanismo del movimento a spirale.

Molti avanzano dubbi sulla stessa validità delle discipline orientali perché basate sul concetto di energia, che può sembrare poco scientifico se non addirittura esoterico e non sempre viene accettato in Occidente. Come superare questo scetticismo?

Anche se non è assolutamente lo scopo di questo libro intavolare una discussione sulla validità teorica delle arti orientali, che hanno comunque influenzato le discipline olistiche oggi diffuse anche in Occidente e comprendendo lo scetticismo di chi non crede in qualcosa che non sia misurabile attualmente da alcuno strumento, ritengo utile rispondere a questa domanda citando velocemente qualche punto della mia esperienza.

Personalmente non ho sempre avuto una fiducia innata nei presupposti teorici delle discipline orientali e quindi non ho sempre creduto nell'esistenza di una dimensione/potenzialità umana latente, quella energetica, oltre a quelle comunemente accettate di corpo e mente.

Solo con il tempo, la pratica e gli incontri con i giusti mentori ho avuto modo di ricredermi e di inquadrare la mia ricerca nella logica della filosofia taoista, ritenendomi più che soddisfatto dai risultati ottenuti per il mio benessere.

Inoltre, voglio ricordare che in ambito scientifico non è tanto la medicina che crede nell'esistenza di questa dimensione energetica quanto la fisica quantistica, basti pensare ad un testo come *Il Tao*

Della Fisica, scritto da un autore che per quanto controverso come Fritjof Capra, non può non affascinare con le sue riflessioni sui punti di contatto tra fisica quantistica ed antiche discipline orientali.

Conviene distinguere le discipline ed i relativi esercizi che agiscono sulle tre dimensioni?

Assolutamente sì. Innanzitutto, ritengo che trovare un punto di equilibrio nelle dimensioni mentale e corporea sia non solo propedeutico ma indispensabile per iniziare a coltivare la dimensione energetica.

Per questo affronto prima, nel terzo capitolo dedicato alla basic meditation, il mio approccio alla dimensione mentale e, nei capitoli successivi, incentrati su basic chi kung e basic nuad boran, quello alla dimensione corporea.

Nel sesto capitolo, poi, collego quanto detto precedentemente attraverso l'introduzione alla mia personale metodologia di allenamento che ho ribattezzato *holistic taoist training* e che rappresenta una potenziale scorciatoia rispetto ai training tradizionali.

In conclusione, ritengo che l'unione tra le tre dimensioni, ovvero lo scopo finale sia di molte discipline orientali che del wellness olistico, preveda il raggiungimento di una serie di step e che la terza dimensione, quella energetica, corrisponda, come cercherò di spiegare nel secondo capitolo, ad una potenzialità umana meramente latente che può restare inerte e fuori del nostro controllo o essere attivata seguendo un determinato percorso.

Non a caso, i giapponesi pensando alla progressione nelle arti marziali parlano di do(via), come nel caso di judo e aikido. Insomma: possiamo dire che per gli orientali l'importanza della meta da raggiugere coincida con l'impegno profuso nel percorrere la via che porta ad essa.

Conviene studiare e formarsi solo sui testi classici delle singole discipline orientali che ci interessano?

Non del tutto. Anche se può sembrare una contraddizione parlare di medicina tradizionale orientale e di antiche arti da praticare secondo gli originali insegnamenti dei maestri e consigliare poi la lettura di autori più vicini a noi cronologicamente, se non addirittura contemporanei come il sottoscritto (ovviamente scherzo, almeno quando cito me).

Esiste innanzitutto il problema della traduzione che, per quanto fedele sotto il profilo letterale, se parliamo di testi scritti anche poche centinaia di anni fa, può sempre contenere qualche errore che, per quanto piccolo apparentemente, può trasformare e travisare il senso dell'originale insegnamento.

Inoltre, i maestri che scrivevano un libro o ancora più spesso gli allievi che ne trascrivevano gli insegnamenti orali, spesso usavano uno stile allusivo e metaforico che rispondeva a diversi scopi: aumentare l'alone di mistero e di fascino che circondava la figura del maestro per renderlo ancora più straordinario e, spesso, proteggere il nucleo centrale degli insegnamenti di una determinata scuola, quasi come se fosse la formula segreta della Coca-Cola, da trasmettere solo nella cerchia degli adepti più meritevoli.

I manuali classici di molte discipline orientali vanno quindi sicuramente consultati ma l'impressione è che spesso il loro valore non sia tanto da ricercare nel mero significato letterale quanto piuttosto in una funzione vicina al ruolo dei Koan Zen.

In quest'ottica, frasi misteriose ed apparentemente senza senso andrebbero intese come fonte di ispirazione per attivare le capacità intuitive dell'allievo.

Un'espressione del tipo: *l'uomo morto respira con i polmoni, l'uomo vivo con i talloni* (Chuang Tzu), apparentemente priva di senso logico risponde proprio a questo scopo e serve per attirare l'attenzione sia sull'importanza che riveste la respirazione nelle arti orientali, sia sulle diverse tecniche respiratorie di volta in volta consigliabili, sia sul ruolo riflessologico della pianta del piede.

Insomma: un testo come quello che state leggendo serve anche per capire ed apprezzare i manuali classici, adeguandone l'indiscutibile profondità alle esigenze contemporanee.

Esiste un'immagine che riassume i principi esposti nel libro e può tornare utile agli adepti del wellness olistico?

Esistono, nei templi buddisti e taoisti, tantissime raffigurazioni che fungono da guida ed ispirazione per chi cerca di raggiungere, con diverse pratiche, l'unione tra le tre dimensioni corporee, mentali ed energetiche.

Personalmente io continuo a preferire, ricordando il ruolo che il taoismo ha avuto nel mio percorso, come fonte di ispirazione, il cosiddetto Diagramma del Fondamento Supremo (T'ai Chi T'u) che quasi tutti credo abbiano visto almeno una volta, pur senza capirne, forse, il vero significato.

Il diagramma contiene due figure a forma di pesce, una nera e l'altra bianca, racchiuse in una circonferenza. La porzione nera, yin, rappresenta lo stato di riposo o rilassamento, mentre la porzione bianca, yang, quello di movimento o tensione.

Dentro ogni figura troviamo un cerchio di colore opposto più piccolo, il cosiddetto occhio del pesce. Questi cerchi rappresentano il modo in cui ciascuna delle due polarità, lo yin e lo yang, contiene il suo opposto da cui si origina in un ciclo senza fine.

Di fatto, la semplice immagine dell'interrelazione tra le due polarità, spiega meglio di mille parole il passaggio continuo tra tensione e rilassamento alla ricerca di un punto di equilibrio tra i due stati.

Nel caso della meditazione, il diagramma assume un significato ancora più complesso. Lo yin rappresenta, come tutti immaginano, la posizione statica del meditante. Ma, pur invisibile all'esterno, esiste anche lo yang costituito dal movimento del chi nei meridiani energetici, movimento generato da respirazione e concentrazione mentale.

Probabilmente l'antica frase, apparentemente senza senso, usata in molte scuole orientali di meditazione e non: *un piccolo movimento è meglio di un grande movimento e nessun movimento è meglio di un piccolo movimento*, riferita agli sforzi necessari per sviluppare la circolazione energetica, significa proprio questo.

Inoltre, la spirale che separa il pesce bianco dal nero alluderebbe ad un altro aspetto fondamentale della produzione energetica: la natura del movimento, che deve essere necessariamente circolare e non lineare.

Insomma, per i filosofi taoisti lo yin e lo yang rappresentano due stati non opposti ma in continua relazione e movimento in quanto dall'uno sorgerebbe ininterrottamente l'altro. E, come l'equilibrio tra lo yin e lo yang visualizzato nel diagramma, rappresenta in ambito cosmico la infinita durata dell'universo, così, nella dimensione umana, l'equilibrio di queste due energie raggiunta tramite alcune discipline, garantirebbe la longevità.

RIEPILOGO DEL CAPITOLO 1:

- SEGRETO n. 1: Lo stress sembra uno dei nemici più insidiosi per il benessere dell'uomo moderno. Il libro nasce per rispondere ad un'esigenza comune: capire come si possa gestire lo stress per trasformarlo da subdolo nemico, in grado di minare il nostro benessere, in un valido alleato del nostro equilibrio psicofisico e della longevità.

- SEGRETO n. 2: Molte discipline che rientrano nell'ambito del wellness olistico discendono da antiche discipline orientali (meditazione, massaggio olistico, yoga, chikung) e nacquero migliaia di anni fa per sviluppare le potenzialità latenti dell'uomo, come il prana.

- SEGRETO n. 3: Le discipline rientranti nel wellness olistico che tratto in questo libro hanno natura tridimensionale. Ciò significa che per raggiugere i benefici previsti dalla loro pratica bisogna realizzare l'unione delle tre dimensioni di mente corpo ed energia.

- SEGRETO n. 4: Nel capitolo affronto brevemente anche la

legge che regolamenta in Italia il mondo del wellness olistico. Conoscerla può servire, come una bussola, sia a chi vuol diventare un operatore olistico che a chi decide di seguire un corso di formazione o praticare una disciplina rientrante in questo settore per orientarsi e scegliere con cognizione di causa il percorso più adatto alle sue esigenze.

- SEGRETO n. 5: In molti casi, i manuali antichi delle varie discipline vanno presi in considerazione più come fonte di ispirazione per attivare le capacità intuitive dell'allievo, che per il loro significato letterale.

Capitolo 2:
Chi o Life Energy: leggenda o realtà?

«Noi siamo come nani sulle spalle dei giganti, così che possiamo vedere un maggior numero di cose e più lontano di loro, tuttavia non per l'acutezza della vista o la possanza del corpo, ma perché sediamo più in alto e ci eleviamo proprio grazie alla grandezza dei giganti»
(Bernardo di Chartres)

Prana in sanscrito, *Chi o Qi* in cinese, *Ki* in giapponese, *Lom Pran* in thailandese e molto spesso anche *Life Energy* per i divulgatori occidentali. Sinonimi che alternerò nel corso del libro e che si riferiscono tutti all' aspetto più misterioso e controverso della medicina tradizionale orientale e di molte discipline inquadrabili sia nell'ambito delle arti marziali che del wellness.

Affrontare questa materia, significa inevitabilmente esporsi ad una marea di polemiche ma ritengo che per chi si avvicina al mondo del wellness olistico, la trattazione di questo controverso argomento, per quanto non esaustiva, sia comunque indispensabile.

Ovviamente, con il mio modesto contributo, non penso di convincere gli scettici ma voglio spiegare perché sia fondamentale prendere in seria considerazione questa entità che a tutti gli effetti potremmo considerare metafisica.

Molti, a proposito della riunificazione delle tre dimensioni umane, hanno sentito parlare di mente corpo e spirito mentre io parlo di corpo mente ed energia. La distinzione è in realtà più terminologica che di sostanza, ma credo sia opportuno affrontarla per evitare equivoci.

Preferisco, condividendo l'opinione di alcuni maestri, non usare il termine spirito che potenzialmente ritengo foriero di equivoci, in quanto può rinviare ad aspetti religiosi o esoterici che invece nel libro non affronto, essendo il mio approccio affine alla filosofia taoista che alcuni, a torto o a ragione, considerano per qualche aspetto vicina alla metafisica.

Il termine spirito, in questo ambito, si riferisce ad un particolare stato di coscienza da raggiungere per poter praticare con profitto le discipline olistiche. Siccome, il raggiungimento di questo particolare stato di coscienza, rappresenta una delle condizioni necessarie per coltivare il chi, diventa facilmente comprensibile che i due termini, anche se diversi, vadano intesi con riferimento ad una logica o finalità comune.

Inoltre, un discorso a parte andrebbe affrontato per analizzare il rapporto tra chi ed emozioni che secondo gli schemi didattici appresi in Oriente, andrebbe trattato solo da chi ha già assimilato il contenuto di questo infolibro.

Ho scelto, quindi, di usare nel libro il termine energia e non spirito e di non trattare il nesso tra emozioni ed energia, perché ritengo che possa creare meno equivoci per i neofiti sia a livello teorico che pratico.

In che senso l'argomento della *life energy* rientra nel wellness olistico?

Innanzitutto perché, come ho già specificato, per olistico si intende una visione unitaria nella sua tridimensionalità della persona. E, in secondo luogo, perché ritengo che proprio il chi rappresenti il *quid plus* o elemento differenziante tra queste discipline e tutte le altre che non vi fanno riferimento.

Inoltre, credo che gli stessi obiettivi dell'attività svolta dall'operatore olistico, ossia sviluppare tutte le potenzialità latenti e le risorse di cui le persone sono naturalmente dotate ma di cui spesso non sono coscienti, per raggiungere un livello ottimale di benessere, potrebbero rappresentare un punto di partenza accettabile per inquadrare la natura sfuggente della materia.

Tutti noi, per esempio, abbiamo sentito parlare del cosiddetto effetto placebo, ossia che la sola convinzione di assumere un prodotto con un potere curativo potrebbe avere di per sé un'efficacia positiva sul benessere della persona, a prescindere dal fatto che il prodotto somministrato abbia realmente queste potenzialità.

Probabilmente molti hanno letto che quando un nuovo farmaco

viene sperimentato sui volontari spesso ad alcuni viene dato non il farmaco vero e proprio ma un semplice placebo, un prodotto che di farmacologico non ha nulla. Eppure, misteriosamente, questo finto farmaco, talvolta, produce sui volontari gli stessi effetti, se non addirittura migliori, di quello vero.

Esistono, insomma, dei meccanismi misteriosi che determinano nelle persone, in particolari circostanze, quasi una specie di autoguarigione.

Gli antichi maestri ritenevano che la *life energy* fosse coinvolta in questi strani fenomeni ed è per questo che considero veramente utile, anche nella nostra epoca moderna e supertecnologica, analizzare l'esperienza accumulata in migliaia di anni dai guru orientali.

Esiste una prova scientifica dell'esistenza del Prana?

Tra i diversi rami della scienza, nessuno ha dimostrato l'esistenza del prana anche se qualche apertura è giunta da alcuni fisici.
Non posseggo titoli accademici per sostenere o contraddire una

delle due tesi, tuttavia, ritengo utile riportare le valutazioni dei diversi esperti di wellness olistico e discipline marziali che nel corso degli anni ho avuto modo di incontrare e che, come me, credono invece nell'esistenza del chi.

Voglio ricordare come non abbia grande importanza il fatto che la maggior parte delle persone non sia in grado di percepire questa energia coi cinque sensi. Questo significa ben poco, perché i nostri sensi non ci permettono nemmeno di constatare l'esistenza dell'energia elettrica, che resta però una realtà inconfutabile. Alla maggior parte di noi non interessa sapere come funziona l'energia elettrica, ci basta sapere che esiste e fa funzionare i nostri elettrodomestici.

Credo, quindi, che l'approccio giusto consista non tanto nell'arrovellarsi per dimostrare l'esistenza o meno di questa entità, quanto piuttosto nel capire come esercizi praticati per anni possono permetterci di utilizzarla per i nostri obiettivi, siano essi legati al wellness olistico o alla pratica delle arti marziali.

Molti ritengono che l'agopuntura rappresenti un possibile punto di incontro tra la medicina tradizionale orientale e la moderna medicina occidentale.

Il fatto che, da un lato, sia l'unica delle discipline olistiche che soltanto un laureato in medicina può esercitare in Italia ed in molti altri Paesi e, dall'altro, che i medici occidentali debbano studiare il sistema dei meridiani energetici e dei punti di agopuntura, senza dubbio estraneo al normale percorso di laurea, per me ha un significato non banale, anche perché come mi disse un medico agopunturista orientale che incontrai durante uno dei miei tanti stage di nuad phaen boran: "A me non interessa scoprire perché funziona l'agopuntura. A me basta sapere che funziona".

Quale ragionamento potrebbe spingerci ad accettare l'esistenza della *life energy*?

Nel corso degli anni e del mio personalissimo percorso nel mondo delle discipline orientali, ho posto a me stesso e ad un numero enorme di esperti di diverse discipline questa stessa domanda ed alla fine ho sintetizzato il senso delle risposte che avevano una ratio assimilabile.

Questa visione comune considera il chi come una potenzialità latente che può operare contro di noi se la trascuriamo o migliorare il nostro benessere se la coltiviamo. Inoltre, può manifestarsi in alcune persone quasi autonomamente, come nel caso dei pranoterapeuti, ed in altre alla fine di particolari training psicofisici più o meno lunghi ed impegnativi.

Per evitare di entrare nell'ambito dell'esoterismo, che pure ha affrontato il tema delle energie soprannaturali, io preferisco più semplicemente paragonare la materia ad un particolare talento come potrebbe essere la danza, la musica o una pratica sportiva che noi possiamo sviluppare praticando le discipline olistiche.

Alcuni di noi possono dimostrare una particolare predisposizione per la musica, riuscendo a suonare ad orecchio ma, per diventare veri musicisti, dovranno sviluppare il loro talento seguendo un maestro per un tempo più o meno lungo.

Lo stesso discorso, a mio parere, vale per il lom pran, che però rappresenta una potenzialità latente di tutti gli esseri umani, almeno ad un livello di base. Possiamo esercitarci per svilupparla solo per il nostro benessere, come nel caso del chi kung o imparare ad usare quest'energia per aiutare gli altri, come nel caso della pranoterapia o del massaggio olistico.

Insomma, anche Maradona aveva un talento innato, ma non sarebbe diventato l'atleta che tutti abbiamo conosciuto se, almeno all'inizio, non avesse incontrato sulla sua strada un allenatore in grado di coltivare il suo talento.

Non voglio banalizzare una materia estremamente complessa, in quanto per molti studiosi il chi umano deriverebbe e coinciderebbe con la stessa energia che ha prodotto l'intero universo. Ma ritengo che, almeno all'inizio, prima di avventurarsi lungo percorsi senza dubbio affascinanti come spiritualità e magia, sia meglio pensare, rimanendo nell'ambito umano a noi consono, che molti hanno le facoltà per sviluppare questa potenzialità latente, seguendo i percorsi insegnati dagli antichi maestri.

Molte leggende narrano di saggi taoisti che coltivando il chi avrebbero scoperto il segreto dell'immortalità o perlomeno di una straordinaria longevità, vivendo per centinaia di anni in perfette condizioni.

Sarebbe ovviamente sbagliato prendere in considerazione questi esempi mirabolanti nel consigliare la pratica del wellness olistico, ma di certo posso confermare i benefici che queste antiche discipline hanno avuto sia su di me che su un numero enorme di interlocutori, quando praticate assiduamente sotto la guida di sifu competenti.

Ma per salvaguardare la nostra salute non basta praticare uno sport tradizionale?

Alcuni potrebbero pensare che basti ed avanzi la pratica degli sport tradizionali che tutti conosciamo per stare bene, ma molti ritengono questo punto di vista fondato solo in parte.

Innanzitutto, molte tipologie di allenamenti previsti dalla maggior parte degli sport nascono con una logica che potremmo definire olimpica, basata sul motto *citius! altius! fortius!* che punta a migliorare sia le prestazioni dei singoli atleti che i record assoluti nelle diverse discipline, spingendo sempre di più l'acceleratore sulla durezza degli allenamenti.

Ovviamente, questo tipo di approccio agonistico presenta due tipi di limiti, innanzitutto la frequenza degli infortuni che colpisce gli atleti anche quando sono giovani e poi il fatto che la durata della carriera sportiva non superi, anche nel caso dei campioni, quasi mai, i quaranta anni.

Quindi, questa tipologia di allenamenti nasce con un'esigenza o, se preferite, una priorità che non è quella di garantire ai praticanti il benessere, ma quella, per esempio, nell'atletica, di allenarsi per correre più velocemente degli altri e vincere una medaglia olimpica o essere decisivi in uno sport di squadra come il calcio, tanto per essere banali ma chiari. E questo aspetto ho avuto modo di sperimentarlo personalmente praticando diversi sport fin da quando ero bambino.

Ciò significa che praticare, anche a livello amatoriale, uno sport che non preveda nessun contatto fisico, come il tennis per esempio, risulta senza dubbio piacevole e divertente, ma non rappresenta di certo una garanzia in termini di benessere fisico come sanno i tanti tennisti che accusano problemi di varia natura come il classico gomito del tennista, tanto per citarne banalmente uno.

Aggiungo che ho praticato tanti sport da quando ero bambino e ricordo di aver avuto diversi istruttori e più di un compagno veramente bravo che all'epoca a me sembravano tutti esempi da imitare. Incontrandoli anni dopo ho purtroppo dovuto constare che quasi tutti hanno dovuto abbandonare la pratica sportiva per una serie di problemi fisici.

Posso dire che se la mia strada è stata diversa dalla loro è a causa di una serie di piccoli infortuni che mi hanno fatto riflettere sulla validità degli allenamenti tradizionali e mi hanno spinto, oltre trent'anni fa, a cercare un'alternativa agli allenamenti semi agonistici, alternativa che ho trovato in una serie di discipline oggi rientranti nel wellness olistico.

Non voglio insistere ulteriormente sui pro ed i contro degli sport tradizionali, non sarebbe il libro giusto; voglio soltanto sottolineare che, a differenza delle discipline olistiche, essi non nascono con lo scopo principale di garantire la longevità.

Il famoso *mens sana in corpore sano*, legato all'obiettivo del nostro libro, che è quello di restare giovani e sviluppare il wellness, è forse maggiormente raggiungibile attraverso la pratica di alcune arti orientali che, benché antiche, continuano ancora oggi a dimostrarsi efficaci anche perché furono concepite proprio per influire positivamente sul benessere e la longevità dei praticanti.

Qual è il mindset che chi pratica le discipline olistiche deve acquisire?

Accettare fin dall'inizio della pratica che queste discipline si basino sull'esistenza di una struttura energetica legata al corpo fisico e che ogni esercizio vada eseguito con la logica degli antichi maestri che cercavano un legame tra queste due dimensioni, come gli agopuntori che affondano gli aghi nel corpo fisico, con l'obiettivo di interagire con il corpo energetico.
Infine, ricordo che in Oriente molti maestri, a chi sosteneva di

non credere all'esistenza del chi perché non potevano credere all'esistenza di ciò che non potevano vedere o toccare, ponevano una domanda semplice ma efficace, proprio per chiudere il cerchio sulla validità delle teorie relative alla natura tridimensionale delle antiche arti orientali: "credi nell'esistenza della mente?"

Dato che la risposta a questa domanda era affermativa, i maestri proseguivano dicendo: "se credi all'esistenza della mente che non puoi né vedere né toccare allora puoi anche credere all'esistenza del chi".

Quali aspetti bisogna considerare prioritari seguendo un training studiato per sviluppare il *chi*?

Senza dubbio bisogna capire che esiste un rapporto ingannevole tra l'apparenza esterna di molti esercizi e la loro reale sostanza. Basta pensare alla meditazione. Se noi osserviamo in un tempio una persona seduta con le gambe incrociate, la posizione classica di chi medita, detta zazen, possiamo pensare che il segreto per raggiungere quella stessa tranquillità e liberarsi dallo stress quotidiano risieda soprattutto nel mantenere per un arco di tempo più o meno lungo quella stessa posizione.

Ovviamente non è così perché la postura che noi assumiamo, pur essendo importante, ha la mera funzione di un contenitore e di fatto rappresenta solo il punto di partenza ma non di arrivo della pratica.

Gli osservatori spesso restano affascinati anche dalla serenità che emana chi assume la postura usata per la meditazione in piedi, che solo in apparenza è banale in quanto, se analizzata con attenzione, contiene una serie di principi basilari anche per il chi kung ed è nota come zhan zhuang dai praticanti del yi quan o ritsu zen nel buddismo. Ma la pratica più impegnativa, a mio avviso, inizia dopo aver assunto sia questa che altre posture.

Bisogna raggiungere lo stato che gli antichi definivano come *sospensione del pensiero*. Affronto questo aspetto in un altro capitolo del libro ma accennerò qualcosa anche in questa sede.

Se noi vogliamo liberarci dallo stress e tranquillizzarci per raggiungere quello stato ideale che i buddisti identificano con il vuoto della mente, non basta ripetere a noi stessi, come in una cantilena "sono rilassato, sono rilassato" o "non sono stressato non sono stressato".

Possiamo raggiungere questo obiettivo solo entrando in uno stato di coscienza particolare, a cui accennavo all'inizio del capitolo, tramite diverse tecniche meditative che in parte esamineremo nel capitolo successivo, che, secondo alcuni maestri, corrisponderebbero alle fasi del sonno in cui il cervello, secondo la scienza, emetterebbe onde theta o delta.

Aggiungo, per mera curiosità, che un medico orientale, che incontrai ad uno dei corsi da me seguiti in Oriente, disse che queste onde vengono emesse, secondo la medicina, quando i due emisferi cerebrali entrano in risonanza. E, sempre secondo lui, questa spiegazione per certi aspetti coincide con le teorie taoiste che ritenevano necessario equilibrare un emisfero del cervello con caratteristiche yang, con l'altro che aveva invece natura yin per sviluppare il chi. Non so quanto sia fondata questa similitudine ma la riporto perché, oltre ad essere affascinante, a me sembra anche utile per valutare l'affidabilità delle teorie e degli esercizi taoisti.

Quindi, raggiungere questo stato di coscienza particolare con la meditazione rientra nell'obbiettivo del libro sul come gestire lo stress e la postura ritsu zen, eseguita correttamente, inoltre, come spiegherò nei capitoli successivi, ci permette di rilassare, altro obiettivo del libro, anche le aree energetiche cervicali e lombari.

Personalmente, concordo con chi ritiene che la meditazione occupi un ruolo fondamentale in tutti gli esercizi legati alla coltivazione della dimensione energetica e che, sia l'attivazione delle potenzialità latenti perseguito dal wellness olistico, che l'obiettivo della longevità siano strettamente connessi allo sviluppo della dimensione energetica.

Basta solo la meditazione con le sue posture classiche per realizzare l'unione tridimensionale dell'individuo?

Forse sì ma non per tutti. Concordo con chi ritiene che lo sviluppo del chi renda consigliabile, per un'altissima percentuale di praticanti che non sono in grado di raggiungere tale traguardo solo esercitandosi nella meditazione, anche una serie di esercizi tesi a sviluppare contemporaneamente anche la dimensione del corpo. Infatti, le posture statiche, solo apparentemente poco impegnative richieste dalla meditazione, sacrificano questi esercizi.

Secondo la leggenda Bodhidarma, il monaco indiano che diffuse il Buddhismo in Cina nel 500 d.C. circa, quando incontrò durante le sue peregrinazioni i primi adepti, capì che le pratiche ascetico/meditative allora seguite avevano sviluppato la dimensione mentale a discapito della dimensione fisica, impedendo così la creazione della giusta sintesi per attivare l'ambito energetico. Ideò, quindi, una serie di esercizi per ripristinare il corretto equilibrio tra le tre dimensioni.

Ho riassunto in poche righe un percorso leggendario che spesso occupa interi capitoli di altri libri. Ma credo che il senso o la morale siano chiari: le tre dimensioni mente corpo ed energia vanno sviluppate in modo omogeneo altrimenti gli esercizi che noi pratichiamo non presenterebbero il requisito fondamentale dell'olismo e, paradossalmente, potrebbero risultare addirittura controproducenti.

Per evitare equivoci voglio anche ricordare che quando inquadro le teorie sul chi nell'ambito delle discipline orientali, non voglio sostenere che tutti gli Orientali attualmente credano ciecamente nell'esistenza della dimensione energetica. Anzi, l'incontro tra cultura occidentale e orientale ha creato, anche in quella parte del mondo, un numero crescente di persone che hanno perso l'innata fiducia degli antenati nell'esistenza del lom pran o almeno ritengono che non valga poi più tanto la pena di preoccuparsene.

Quando il *chi* si attiverebbe in senso positivo aumentando le capacità latenti umane?

In effetti, anche a questa domanda, hanno risposto alcuni maestri ed anche alcuni dei loro allievi che ho incontrato nel corso dei mei stage orientali.

Abbiamo spiegato in precedenza che distinguendo le onde cerebrali in categorie, vengono prese in considerazione le onde theta o delta, corrispondenti alle fasi che precedono o seguono il sonno.

Entrando in uno stato di coscienza corrispondente, attiveremmo l'area più profonda del cervello, quella istintuale, che svilupperebbe, mettendo in circolazione il chi, una serie di capacità latenti, quali la resistenza alle malattie o, secondo altri, addirittura una sorta di capacità di autorigenerazione, che ci impedirebbe addirittura di scoprire se ci siamo mai effettivamente ammalati.

Ritengo opportuno approfondire questa ipotesi anche per meglio capire la natura degli esercizi richiesti dalle varie discipline.

L'homo sapiens avrebbe attraversato diversi stadi evolutivi prima di diventare ciò che è oggi. Questo percorso, però, non avrebbe eliminato del tutto le singole tappe precedenti e tra le diverse eredità di questo viaggio evolutivo sarebbero rimasti almeno tre strati cerebrali, sviluppati dall'alto in basso, corrispondenti a tre tipi di energia completamente differenti l'uno dall'altro e attivabili tramite esercizi differenti.

Per questo, nel capitolo sulla meditazione concordo nel ritenere, con molti maestri, che la metafora più incisiva sia, per chi pratica questa arte, il paragone con il diving, cioè l'immersione nelle acque del mare. Si tratta quindi di sprofondare nell'area rettiliana per attivare le capacità latenti, cioè il prana.

Ovviamente risultati analoghi oltre che dalla meditazione vengono perseguiti anche dal chi kung, che prende spunto, tra le altre cose, dalle movenze di alcuni animali. Secondo alcune scuole, per esempio, strisciando sull'addome come un coccodrillo, stimoleremmo alcuni meridiani della schiena e dell'addome, riattivando le corrispondenti energie rettiliane della zona profonda del cervello.

Le modalità di ingresso in questa area energetica rappresenterebbero quindi uno dei segreti delle arti orientali e per conseguenza del wellness olistico?

Sì, infatti questo segreto viene sviluppato anche da una disciplina esoterica di matrice buddista che per quanto ricordo si chiama mikkyo ma che non tratterò in questa sede. Preferisco, come sempre, fare riferimento alle teorie taoiste ed a discipline più ortodosse come meditazione, chi kung e nuad boran.

Alcuni maestri paragonano l'ingresso nell'aria istintuale all'apertura della cassetta di sicurezza di una banca ed individuano tre chiavi per sviluppare la mobilizzazione energetica: il prana delle mani con una o più asane, il prana dell'udito con suoni come mantra e sutra e il prana dello stato di coscienza con una serie immagini che tenderebbe a suddividere i praticanti in tre categorie ben distinte, a riprova del fatto che non tutti gli esercizi sono adatti a tutti i praticanti. Anzi: bisogna individuare esercizi specifici per singoli gruppi per quanto riguarda lo stato di coscienza.

Tre chiavi distinte ma necessarie per aprire le relative serrature: corpo, parola e pensiero.

Probabilmente, gli esercizi connessi a sviluppare il prana delle mani servivano anticamente a massaggiatori e pranoterapeuti.

Tratterò nel quinto capitolo del libro, sul nuad boran, un esercizio che avrebbe queste caratteristiche e che, seppure apparentemente complesso, può rappresentare una scorciatoia per collegare il chi delle mani con il chi del cervello.

Interessante, credo, è anche la distinzione tra parola e pensiero. I due concetti, in ambiti tradizionale, sarebbero connessi perché io dico quel che ho pensato prima. Ma nell'ambito di queste discipline energetiche invece sono distinti da una ratio funzionale.

Le parole, nell'esoterismo paragonabili a formule magiche e nelle discipline orientali rappresentate da mantra e sutra, pronunciate secondo un iter rituale ben preciso, come spiegherò nel capitolo sulla meditazione, servono per far scattare la seconda serratura. La terza serratura, invece, è apribile solo con l'uso di una tecnica basata sulla visualizzazione delle immagini.

Quali altre nozioni bisogna approfondire per comprendere la dimensione energetica?

Chi vuol operare con il prana deve prendere in considerazione anche un altro aspetto: i meridiani energetici. In precedenza, abbiamo detto che l'energia, oltre ad essere prodotta nelle sedi energetiche, deve anche circolare nel corpo: i meridiani rappresentano le autostrade utilizzate dal prana per muoversi attraverso il corpo umano.

Ovviamente anche i meridiani hanno natura metafisica in quanto non esiste, come per il chi, una prova scientifica della loro esistenza. Per alcuni vanno, inoltre, distinti in categorie. In questa sede, anche per non confondere troppo le idee a chi si avvicina per la prima volta a questa materia, ci limiteremo ad inquadrare i meridiani in due maxi-categorie: i meridiani psichici ed i meridiani organici.

Nei primi viaggia   l'energia prodotta durante la meditazione, il chi kung o altre discipline quando vengono praticate in un determinato stato di coscienza, e può raggiungere tutte le aree del corpo umano. Si distinguono dai meridiani organici perché non vengono utilizzati nell'agopuntura e nei massaggi olistici trovandosi in aree del corpo non stimolabili da queste due discipline.

I meridiani organici devono il loro nome al fatto che sono collegati   ad una serie di organi interni ben precisa e prendono il nome dall'organo a cui sono collegati. Esiste un meridiano del rene, del polmone, del cuore ecc. Il loro numero cambia a seconda della disciplina olistica di riferimento. Nel caso del massaggio olistico trattato in questo libro, il nuad phaen boran, sono dieci.

Lungo i meridiani risiedono una serie di punti, gli acupressure points, che prendono nomi diversi e che io, personalmente, chiamo pulsanti energetici. Interagire con questi punti serve per regolare ed equilibrare il fabbisogno energetico degli organi. Anche questi pulsanti energetici sono di tipi differenti.

Nel caso delle discipline orientate al wellness, li distinguiamo soprattutto in due tipi principali: tonificanti e dispersivi, a seconda che servano ad aumentare l'energia nelle situazioni di carenza o a farla diminuire nei casi di eccesso.

Anche alcune arti marziali prendono in considerazione questi pulsanti energetici ma con un fine evidentemente differente: schiacciarli per danneggiare gli avversari.

Ovviamente, i trattati sul prana e sui meridiani e pulsanti energetici nell'ambito di numerose discipline potrebbero riempire facilmente un'intera biblioteca ed una trattazione esaustiva dell'argomento sarebbe impossibile. Ma ciò che credo sia possibile è collegare i principi generali della materia agli obiettivi indicati dal titolo del libro:

Come gestire lo stress per restare giovani rilassando le aree cervicali e lombari?

Ho già spiegato indirettamente come il lavoro sull' energia influenzi positivamente i livelli di stress psicofisico prodotti dai ritmi talvolta disumani della vita quotidiana, ma preferisco ritornare sul punto in ogni capitolo affrontandolo da diverse angolazioni.

Ribadisco che lo stress, nella ratio delle antiche discipline orientali, a differenza di quanti magari credono o sperano, non può scomparire totalmente dalle nostre vite in quanto rappresenta con il rilassamento l'altra faccia della stessa medaglia.

Stress e rilassamento sarebbero nelle discipline olistiche, collegati in una logica filosofica taoista, da un rapporto dialettico come avviene nel famoso Diagramma del Fondamento Supremo, composto da due figure a forma di pesce, una bianca e l'altra nera, racchiuse in una circonferenza e corrispondenti, rispettivamente, all'energia yang e yin.

L'equilibrio espresso nel diagramma rappresenta un punto di riferimento anche per quanto riguarda il raggiungimento del benessere che non risiede, secondo una logica taoista, nella mera eliminazione dell'aspetto negativo della dicotomia, nel nostro caso o stress, ma, piuttosto, nella sua gestione equilibrata con l'aspetto positivo, cioè il rilassamento.

Appare evidente con queste premesse, che soprattutto le discipline olistiche basate sulle antiche arti orientali sembrerebbero offrire la soluzione migliore, in un'ottica tridimensionale, per raggiungere questo bilanciamento tra stress e rilassamento.

Esiste un esercizio comune alle diverse arti trattate nel libro e che ne riassuma, per la comodità dei praticanti, alcuni dei principi basilari?

Per alcuni maestri sì. La *tree position* che da sola, se eseguita correttamente, potrebbe rispondere agli scopi del libro: restare giovani rilassando le aree energetiche cervicali e lombari.

Gli antichi taoisti la presentavano, ritenendolo un esercizio fondamentale per i praticanti, con la frase: *stand like a tree, live long like a tree, keep wellness like a tree.*

Inoltre, la posizione dell'albero veniva presentata come metafora pratica dell'antico principio olistico: *un piccolo movimento è meglio di un grande movimento e nessun movimento è meglio di un piccolo movimento.* Un aforisma che serviva per spiegare che la longevità dipende soprattutto dalla coltivazione del prana e che i relativi esercizi sfuggivano, fin dagli albori, ad una logica che oggi potremmo definire agonistica.

Nelle discipline olistiche gli esercizi non prevedono l'utilizzo ed il sollevamento di grandi pesi?

Per quanto possa sembrare strano, no. Anche se in certi casi non è del tutto sbagliato sviluppare anche la muscolatura superficiale che poi ci permette di pavoneggiarci in spiaggia mostrando addominali, bicipiti e pettorali scolpiti, la priorità deve andare agli esercizi che lavorano sulla muscolatura profonda e sull'attivazione del lom pram.

Pratiche che vengono svolte a corpo libero o con l'ausilio di pesi che non superano, a seconda dei casi, i cinquecento grammi o il chilogrammo. Usare pesi maggiori rende difficile sviluppare la sensibilità necessaria per trovare quel punto intermedio tra tensione e rilassamento fisico, che permette la circolazione del chi nel corpo che altrimenti sarebbe bloccato da eccessive rigidità muscolari o articolari.

Quali analogie possiamo trovare parlando di corpo fisico e di corpo energetico?

Anche se parliamo di due entità che pur essendo interdipendenti tra loro, sono oggettivamente diverse, una tangibile e l'altra metafisica, il fatto che le discipline orientali le considerino connesse ha permesso di creare qualche analogia tra corpo fisico e corpo energetico.

Innanzitutto, il fatto che entrambi, per non collassare, vadano alimentati. Il primo, ovviamente, con cibo e bevande mentre il secondo con pratiche spesso risalenti, come spiegato finora, ad antiche discipline orientali consistenti in una sintesi di esercizi fisici e mentali tesi a creare nuovo prana per il corpo energetico.

Inoltre, come il cibo subisce all'interno del corpo fisico una serie di processi che tendono a separare le parti nocive espellendole dall'organismo e ad assimilare solo quelle utili, per certi aspetti, anche il prana seguirebbe all'interno del corpo energetico un percorso analogo.

Ciò che conta è, secondo gli antichi, capire che il benessere dipende dall'interdipendenza tra corpo fisico e corpo energetico, che sono davvero le 2 facce di una stessa medaglia.

RIEPILOGO DEL CAPITOLO 2:

- SEGRETO n. 1: Sia alcune antiche arti orientali che le moderne discipline olistiche parlano di una potenzialità latente che può operare contro di noi se la trascuriamo o migliorare il nostro benessere se la coltiviamo. Personalmente, concordo con quei maestri orientali che ritengono che questa entità metafisica coincida con la cosiddetta *life energy*, anticamente conosciuta in oriente con i sinonimi di *chi*, *ki*, *lom pran* o prana.

- SEGRETO n. 2: Esistono opinioni spesso diverse su quale tipo di training sia preferibile per migliorare, per esempio, la longevità delle persone. Anticamente molti ritenevano che uno dei segreti della longevità e della gestione dello stress risiedesse nella coltivazione della *life energy*.

- SEGRETO n. 3: Nel libro tratto, tra le tante discipline olistiche valide per coltivare la *life energy* e meritevoli di attenzione, tre discipline che ho avuto modo di praticare nel corso degli anni e che a me sembrano, per diversi aspetti, adatte a chi si avvicina a questo settore per la prima volta o per chi non abbia ancora trovato una risposta ai suoi problemi: meditazione, chi kung e nuad phaen boran.

- SEGRETO n. 4: Esiste una starting position, la cosiddetta posizione dell'albero, che racchiude in sé i principi per la coltivazione dell'energia comuni a molti esercizi olistici e può essere praticata ovunque. La affronto da diverse angolazioni, perché la sua apparente semplicità nasconde diversi trabocchetti e molti praticanti la eseguono in modo incompleto senza raggiungere nessun tipo di beneficio concreto.

- SEGRETO n. 5: Chi usa i pesi per eseguire gli esercizi connessi alla coltivazione dell'energia e allo sviluppo della muscolatura profonda deve stare attento ad un particolare: non bisogna mai usare pesi che superino il chilo ed in certi casi il mezzo chilo.

Capitolo 3:

Meditazione: la migliore amica della mente

«La meditazione non è un'evasione, ma un incontro sereno con la realtà».
(Thich Nhat Hanh)

Parlare di meditazione non è semplice perché esistono tantissime tecniche meditative ed orientarsi in questo settore scegliendo il corso giusto credo sia davvero arduo per un neofita.

Affrontare in modo esaustivo e soddisfacente per tutti la materia in poche pagine è probabilmente impossibile anche perché i libri sulla materia potrebbero riempire agevolmente un'intera biblioteca.

Ritengo che sia però possibile fornire una serie di utili indicazioni a chi voglia avvicinarsi a questa disciplina ed iniziare a valutare i benefici che può ricavarne, per scegliere, con cognizione di causa, un mentore adatto alle sue esigenze che, almeno on line, potrei essere anche io.

Ovviamente, scrivere in modo semplice di una materia complessa non vuol dire banalizzarla, come ho già anticipato nelle premesse del libro, perché la pratica richiede sempre e comunque dedizione ed esercizio continuo ed almeno inizialmente, a mio parere, sarebbe preferibile svolgerla sotto la guida di un istruttore.

Il tipo di meditazione che tratti ha una matrice religiosa?

No, ho preferito trattare un approccio alla meditazione che non rientrasse in una logica religiosa, che non contrapponesse un mondo materiale, dal quale fuggire, ad un mondo spirituale da raggiungere.

In questo libro la meditazione non viene vista come uno strumento per raggiungere un ipotetico eldorado spirituale. L'approccio alla meditazione che tratto non vuol rappresentare una fuga dalla realtà nella quale viviamo, ma piuttosto, pur non negando l'esistenza di altre dimensioni, un modo per migliorare la qualità della vita nella nostra dimensione umana.

Quali sono gli ostacoli maggiori che incontra chi si avvicina alla meditazione per la prima volta?

Senza dubbio la noia. Per noi occidentali è abbastanza facile avere l'impressione di trovarsi di fronte ad una pratica noiosa, il che, se non si trova il maestro giusto per noi, può anche essere vero.

Giocare a tennis con un amico, o vedere un film può risultare più divertente all'inizio, ma, scoprendo i benefici che possiamo ottenere, la noia iniziale diventa un prezzo da pagare tutto sommato accettabile.

Un altro ostacolo può essere il non riuscire a procedere per step; questo accade quando non inquadriamo fin dall'inizio i nostri obiettivi e l'iter giusto per raggiungerli.

Non ritengo che sia corretto, per esempio, iniziare la pratica ripetendo all'infinito un mantra, come magari l'universalmente conosciuto *Om*, per iniziare una pratica meditativa.

Come potremmo definire la meditazione?

Lo strumento basilare per raggiungere un perfetto stato di rilassamento ed equilibrio tra mente, corpo ed energia.

Strumento essenziale, soprattutto, per sviluppare al meglio la circolazione dell'energia nei canali energetici mettendo la mente nello stato di coscienza adeguato.

Quale posizione bisogna assumere durante la meditazione?

La posizione classica è la posizione seduta o zazen, che tutti hanno avuto modo di conoscere, magari guardando un film. Esiste però, restando nell'ambito della meditazione statica, anche la cosiddetta meditazione ritsu zen o zhan zhuang, che viene eseguita stando in piedi. Mentre, da quasi tutti, viene considerato un errore esercitarsi nella meditazione stando sdraiati.

Abbiamo parlato di meditazione statica. Esiste allora anche una meditazione dinamica?

Anche se non tutti concordano, molti ritengono che, sia un particolare modo di applicare il chi kung (lavoro con l'energia), anche conosciuto come yoga cinese, che una antica arte marziale cinese, il Taijiquan (pugno della suprema polarità), nella sua derivazione legata al wellness, possano sortire nel praticante effetti simili alla meditazione classica.

Personalmente, essendo un praticante di queste due discipline, condivido tale ipotesi e quindi ritengo che qualche accenno alle due discipline sia utile, anche se considero sbagliato approcciare questa materia iniziando dalla meditazione dinamica.

Quale potrebbe essere, relativamente alla meditazione, uno degli equivoci più banali?

Probabilmente quello di considerare sinonimi i termini di mente e cervello. Almeno nell'ambito della tipologia di meditazione trattata in questo corso, una differenza esiste.

In questo caso ritorna utile la metafora del computer. Il cervello viene paragonato all'hardware mentre la mente rappresenta il software.

Inoltre, secondo la particolare meditazione energetica che tratto, la mente può seguire autostrade energetiche spostandosi, nel cervello, da sinistra a destra e viceversa, attivando potenzialità intuitive o analitiche e dall'alto in basso e viceversa, toccando energie razionali, emotive ed istintive.

Si tratta, ovviamente, di teorie antichissime che avevano anche una valenza mistica e rientravano spesso in una sorta di corpus esoterico orientale.

Personalmente, ispirandomi al taoismo, e condividendo le valutazioni di altri praticanti, ho l'impressione che tutti questi approcci siano inquadrabili nella logica della filosofia metafisica.

Il rapporto tra tensione e rilassamento, alla base delle discipline olistiche trattate in questo libro, metaforicamente rappresentato dal diagramma yin yang, ha luogo quindi anche in ambito meditativo?

Sì. Se la mente si trova in uno stato di stress, causato per esempio da una forte emozione, anche il cervello diventerà teso e di conseguenza anche il corpo si irrigidirà e l'energia non circolerà in modo corretto nei meridiani.

La meditazione, operando per rilassare la mente, spezza questo circolo vizioso. Inoltre, sembra assodato che noi utilizziamo solo una piccola parte delle nostre capacità cerebrali e molti ritengono che la meditazione ci permetterebbe di usarle meglio.

Gli antichi ritenevano che all'incirca l'85% delle risorse cerebrali servisse per sostenere le funzioni vitali e che soltanto un restante 15% fosse utilizzabile per pensare ed agire.

Lo stress riduce l'operatività di quell'ipotetico 15%, di cui, tra l'altro, noi già utilizziamo normalmente solo una minima parte, proprio perché la capacità cerebrale diventa insufficiente per la tensione.

I maestri orientali ritengono che basterebbe sfruttare solo l'un per cento in più di capacità cerebrali, per consentire alla nostra mente e al nostro corpo il raggiungimento di risultati prima impossibili.

Esiste infatti l'esempio classico dello studente che ha studiato benissimo, ma che poi, per l'emozione, durante l'esame, si blocca.

La tensione mentale quindi ha ridotto, in quel momento, le sue capacità cerebrali. Finito lo stress dell'esame, molto spesso gli studenti ricordano le domande a cui, poco prima, non avevano dato una risposta.

La meditazione che tratto in questo libro serve quindi per addentrarsi nell'area cerebrale di quel 15 percento, aumentandone la capacità accessibile.

Come si raggiunge l'unione tra corpo, mente ed energia?

La dimensione energetica rappresenta sicuramente il parametro importante per realizzare l'unione mente corpo.
Non dimentichiamo, infatti, che se lo stress mentale provoca la tensione fisica è anche vero l'inverso e cioè che una rigidità fisica può provocare una tensione mentale. Insomma, la mente può rilassarsi solo se il corpo può rilassarsi.

In entrambi i casi, la tensione del corpo o della mente creerebbe blocchi che limitano o addirittura impediscono la corretta circolazione dell'energia nei meridiani con effetti nocivi per il nostro benessere.

Per questo, quando si medita, il corpo deve assumere una posizione comoda come capì Buddha che si appoggiava all'albero di Bodhi per rilassare vita e fianchi in modo che la sua concentrazione non venisse disturbata da un eventuale fastidio fisico.

Solo raggiungendo l'unione tra corpo e mente, quindi, l'energia può circolare correttamente nel corpo. Argomentando al contrario, possiamo sostenere che gli stress sia mentali che fisici impediscono la corretta circolazione energetica.

La posizione sdraiata consentirà una meditazione ancora più semplice perché il corpo è completamente rilassato?

Paradossalmente no, se il corpo è troppo comodo, annullando

quasi completamente lo stato tensionale, possiamo utilizzare alcune tecniche, quali per esempio l'ASMR, che potremmo considerare, come altre tecniche, premeditativa e che è attualmente molto popolare su YouTube e Spotify per addormentarci più facilmente.

Ma il nostro obiettivo in questo libro non è solo quello di sconfiggere l'insonnia con la meditazione, ma quello di sviluppare nuove potenzialità unificando mente corpo ed energia.

Comunque, anche nella posizione seduta, meditando e liberandoci dallo stress, potremmo addormentarci. Alcune scuole di meditazione ritengono che addormentarsi vanifichi gli effetti della meditazione. Ma, nel caso dell'obiettivo principale che vogliamo raggiungere con la meditazione, la gestione dello stress, il colpo di sonno è una sensazione piacevole ed accettabile e dopo qualche secondo di sonno torneremo a meditare.

Quindi la posizione ottimale è quella seduta, perché offre una tensione molto bassa mettendoci sul punto di non addormentarci o di gestire un eventuale colpo di sonno.

Possiamo individuare una serie di regole da seguire nella pratica della meditazione?

Sì, innanzitutto nel caso della meditazione classica, come detto in precedenza, basta sedersi comodamente su un tappeto, tenendo le gambe incrociate e le mani poggiate sulle ginocchia o incrociate sotto l'ombelico.

Personalmente, almeno all'inizio per aumentare la sensazione di comfort, consiglio anche di appoggiare la schiena ad una parete evitando, così, che la mente si distragga e non si rilassi seguendo una sensazione di disagio fisico.

All'inizio è anche preferibile tenere gli occhi chiusi perché usare la vista impegnerebbe parte della capacità cerebrale.

Inoltre, per alcuni, la lingua andrebbe raggomitolata per consentire alla punta di toccare un importante pulsante energetico, posto sotto al palato all'intersezione di due meridiani energetici.

Non bisogna respirare con la bocca per non sviluppare una

sensazione di disagio seccando i tubi bronchiali. Inizialmente bisognerebbe respirare solo utilizzando il naso.

Le spalle devono essere rilassate e devono, letteralmente, cadere verso il basso come quelle di una giacca appoggiata su una gruccia.

Per molti l'ostacolo più grande è poi rappresentato dall'incapacità di concentrarsi durante la meditazione, distraendosi e seguendo il flusso dei pensieri. Magari, dopo due o tre minuti di pratica, la mente potrebbe iniziare a seguire un pensiero legato a cosa mangiare a pranzo o a che ora prendere il treno per andare al lavoro.

Insomma, i pensieri vanno e vengono nella nostra mente ma noi non dobbiamo seguirli; dobbiamo applicare la cosiddetta sospensione del pensiero, che ricomprende anche la sospensione delle emozioni. Per i neofiti è uno degli ostacoli più complessi da affrontare.

In genere si consiglia di collegare la nostra attenzione ad una sensazione particolare, successivamente spiegherò quali potrebbero essere, perché la mente in genere attua automaticamente la sospensione del pensiero quando la sua attenzione viene attratta da qualcosa. Per esempio, il flusso di pensieri si arresta quando siamo immersi nella lettura di un libro o nella visione di un film o mentre pratichiamo un'attività o uno sport.

Il tempo da dedicare a questo tipo di meditazione dovrebbe essere inizialmente di circa venti minuti al giorno.

Quali metafore potremmo usare per comprendere la funzione della meditazione?

La meditazione è, per alcuni, paragonabile ad uno strumento per imbrigliare la mente ed evitare che, come un cavallo imbizzarrito, corra in mille direzioni diverse senza portarci da nessuna parte.

L'esempio che ritengo preferibile paragona la meditazione ad uno sport: le immersioni subacquee. Ritengo possa essere comprensibile da tutti: con la meditazione noi accompagniamo la discesa della mente in una zona che io definisco *area delle potenzialità latenti* e che viene paragonata alle acque profonde dell'oceano.

Questa zona, in genere inaccessibile in condizioni psicofisiche normali, viene identificata con nomi diversi a seconda della tradizione o scuola meditativa Tibetana, Indiana o Cinese, presa in considerazione.

Comunque, per i cultori della materia, ritengo che coincida, almeno approssimativamente, con la zona che gli Indiani chiamano *Yogasta kuru kardani*.

Scendendo di livello in livello sempre più in profondità fino a raggiugere il fondo dell'oceano, sviluppiamo o risvegliamo, ad ogni step, una serie di capacità.

Anche se con questa metafora corro il rischio di una apparente eccessiva semplificazione se non banalizzazione, ritengo fondamentale almeno per gli obiettivi del mio libro, chiarire alcuni aspetti teorici spesso nebulosi della materia al fine di rendere più efficace la pratica.

Le tecniche meditative presentate nel libro sono complesse?

Premetto che la meditazione è una di quelle discipline che andrebbe sempre iniziata sotto la guida di un maestro che in molti casi ritengo indispensabile per almeno il primo anno di pratica.

Inoltre, siccome lo scopo del libro è quello di familiarizzare con la meditazione ed imparare la gestione dello stress, non ci sarà bisogno di esaminare tecniche complesse basate sull'uso di mantra o sutra anche se un breve accenno a queste ultime tornerà comunque utile.

Sottolineo anche che all'inizio conviene esercitarsi al massimo per venti minuti al giorno. Meglio poco ma bene. Inoltre, la discesa iniziale ci porterà solo alle soglie di un'area che molti maestri fanno coincidere con l'area delle potenzialità latenti e di cui noi non parleremo.

Questa prima discesa corrisponde ad una sorta di riscaldamento o fase premeditativa che molti trascurano ma che è essenziale.

Come non è consigliabile iniziare a giocare a calcetto o a tennis senza riscaldarsi, per non correre il rischio di uno strappo muscolare, così non è consigliabile svolgere una meditazione profonda senza un adeguato riscaldamento.

La sensazione che ci accompagnerà sarà quella di essere quasi sul punto di addormentarci o di svegliarci. Di trovarci in una sorta di limbo in cui non siamo né del tutto svegli né del tutto addormentati, la stessa sensazione che spesso proviamo al mattino quando non siamo più addormentati ma non siamo ancora svegli.

La cosiddetta ASMR (Autonomy Sensory Meridian Response), oggi molto in voga anche su YouTube, rientra tra le tecniche premeditative?

Anche se gli effetti sembrano molto simili personalmente credo di no. L'ASMR consiste in una serie di suoni prodotti mangiando, bevendo, o simili, che vengono diffusi in rete tramite video o podcast su YouTube o Spotify da dei content creator.

Basta digitare sul motore di ricerca di YouTube la parola "asmr" per trovare un'infinità di video che, talvolta, superano anche il milione di visualizzazioni.

Lo scopo di questi video è quello di rilassare chi li ascolta, o di superare i problemi di insonnia. Per certi aspetti potrebbero sembrare effetti simili alla meditazione ma, a mio parere, una differenza tra le due discipline esiste.

Mentre nell'asmr ci si limita ad ascoltare passivamente i suoni, nella meditazione, invece, vengono coinvolte le tre dimensioni corporee in modo più strutturato.

Nelle tecniche che esamineremo, infatti, giocano un ruolo attivo, come vedremo, l'uso ed il controllo della respirazione.

Esiste, invero, una metodologia meditativa basata sull'ascolta di particolari musiche orientali ma, in questo caso, l'ascolto non ha natura passiva ma attiva. L'attenzione richiesta gioca un ruolo ben preciso per raggiungere i diversi livelli della meditazione.

Come possiamo visualizzare il paragone tra la meditazione e le immersioni?

Esiste un esempio classico. Se immaginiamo di trovarci in mezzo all'oceano, noi avremo bisogno di una strumentazione diversa a seconda della profondità che vogliamo raggiungere con l'immersione.

Appare chiaro che se vogliamo scendere a cento metri di profondità potrebbero bastare le bombole, mentre a cinquecento servirà uno scafandro. Se vogliamo raggiugere il fondo dell'oceano, avremo bisogno di un sommergibile.

Le diverse tecniche meditative hanno la stessa funzione della strumentazione usata per le immersioni. Quindi noi useremo una specifica metodologia in base al livello meditativo che vogliamo raggiungere.

Quali tecniche premeditative sono più semplici per i neofiti?

Le tecniche che cominciano a farci immergere in uno stato di coscienza diverso da quello abituale sono quelle che non prevedono l'uso di mantra e sutra, che invece sono indispensabili per entrare nell'area delle potenzialità latenti.

La più semplice da praticare, dopo aver assunto la posizione seduta descritta in precedenza, viene chiamata da alcune scuole *meditazione del respiro* e consiste nell'inspirare ed espirare solo con il naso, ascoltando il suono emesso con le orecchie.

Non importa, in questo livello, la tecnica respiratoria adottata, o se sia una respirazione toracica, profonda o inversa. Basta respirare con il ritmo giusto, né troppo lento né troppo veloce, per sentirci a nostro agio.

Scendendo in profondità, in un nuovo stato di coscienza, mente e corpo si rilassano e la capacità cerebrale, come abbiamo spiegato in precedenza, aumenta.

Questo primo step va praticato per circa un mese, 20 minuti al giorno.

Arriverete ad un punto in cui vi dimenticherete che state respirando e questo significherà che vi starete immergendo in profondità perché lo scopo della tecnica non è di ascoltare il suono del respiro, ma di scendere in profondità in nuovi livelli di coscienza.

Per questo livello iniziale come per i successivi è assolutamente consigliabile avvalersi di un istruttore.

Anche con la seconda tecnica non si entra nell'area delle potenzialità latenti?

Sì. Almeno secondo me, il praticante non supera quella linea di confine e, per entrare in un livello di meditazione più profondo, dovrà comunque cambiare tecnica meditativa. La base resta sempre il respiro anche se, stavolta, al ciclo di inspirazione ed espirazione bisogna aggiungere la produzione e l'ascolto di suoni, che secondo la tradizione taoista sarebbero collegati ai processi mentali ed avrebbero il potere di sciogliere le tensioni psicofisiche.

In genere si tratta di una coppia di suoni che vanno pronunciati ed ascoltati solo con la mente. Tale tecnica risale a Chuang Tzu, uno dei primi saggi taoisti, e consisteva nell'inspirare introiettando un suono ed espirare espellendone un altro al primo collegato.

Le coppie di suoni individuate dai maestri del passato sono numerose ma, almeno all'inizio, conviene esercitarsi solo con una. In questo capitolo cito il dittico *fu shi*. Il *fu* andrebbe introiettato inspirando mentre il *shi* emesso espirando. Ma ritornerò sull'argomento, esaminando almeno un'altra coppia di suoni nell'ultimo capitolo del libro. Anche questa tecnica va praticata per un massimo di 30 minuti al giorno per circa un mese.

Finora non abbiamo ancora preso in considerazione le forme di meditazione basate sui mantra?
No, per due ragioni. Innanzitutto, perché le due tecniche su esposte sono quelle iniziali e impegnerebbero i neofiti a sufficienza nonostante l'apparente semplicità, e poi perché lo scopo che vogliamo raggiungere con questo libro, la gestione dello stress, dovrebbe essere già raggiungibile solo con queste due tecniche.

Inoltre, la *mantra meditation* rappresenta la chiave di ingresso nell'area delle potenzialità latenti che permetterebbe un'interconnessione ottimale tra le dimensioni di mente, corpo ed anima. Rappresentando un grande passo in avanti nell'iter della meditazione, ritengo veramente indispensabile che la pratica sia sviluppata seguendo un maestro.

Ciononostante, una trattazione svolta per le finalità divulgative di questo libro, cioè avvicinare i curiosi ad una maggiore conoscenza anche solo teorica della materia, penso sia comunque opportuna.

Mantra è una parola sanscrita che significa "strumenti per liberare la mente". Alcuni hanno un significato letterale e sono quindi traducibili, ma, nella maggior parte dei casi, la loro efficacia travalica il significato letterale ed il loro valore dipende dal potere anticamente riconosciuto ad alcuni suoni.

Come mai, se la tecnica della *mantra meditation* è così efficace, non la usiamo immediatamente?

Anche se la risposta che ho ricevuto in Oriente quando ho posto la stessa domanda può sembrare strana, se non addirittura intrisa di esoterismo, con la pratica ho avuto la sensazione che sia più che coerente con i principi sulla meditazione fin qui esposti.

Abbiamo spiegato che la meditazione, venendo paragonata all'immersione in livelli del mare via via più profondi, richiede l'utilizzo di tecniche diverse, corrispondenti a diverse attrezzature necessarie a seconda delle diverse profondità da raggiungere.

In pratica non avrebbe senso per un sommozzatore usare un pesantissimo scafandro, se deve immergersi in mare per raggiugere una profondità di pochi metri. Anzi: un'attrezzatura troppo pesante sarebbe addirittura controproducente.

Allo stesso modo, una tipologia di meditazione basata sui mantra e adatta ad entrare nelle profondità marine, paradossalmente, viene percepita dalla mente come un rumore fastidioso, se utilizzata all'inizio, risultando totalmente inefficace.

I mantra vanno recitati, come nel caso della tecnica precedente, solo con la mente ed anche con questa tecnica i primi effetti si possono avvertire solo dopo il primo mese di pratica.

Voglio ricorda che secondo molti maestri con la tecnica della *mantra meditation* si entrerebbe effettivamente nell'area delle potenzialità latenti ma, pur scendendo in profondità, non si raggiungerebbe ancora il fondo dell'oceano. Questo obiettivo è raggiungibile solo con la tecnica della *sutra meditation*.

Quali mantra conviene utilizzare all'inizio?

Paradossalmente, secondo alcuni maestri non bisognerebbe scegliere il più famoso di tutti per iniziare, cioè *om*, che significa "inizio", "cerchio" o "universo" perché, essendo il più potente, e servendo ad amplificare gli effetti di tutte le altre tecniche, andrebbe utilizzato solo dopo aver raggiunto il fondo dell'oceano, quando si pratica, come già anticipato, la tecnica dei sutra meditation.

Inoltre, va ricordato che il mantra *om* va sempre pronunciato solo con la mente ma non va ripetuto. Cioè non bisogna ripetere *om, om, om* più volte, ma va pronunciato un *om* per esteso, il più a lungo possibile.

Rispondere alla domanda su quale sia il mantra da utilizzare quando si entra in questa fase della meditazione, non è, per la verità, tanto semplice e dipende da troppe variabili non esaminabili in questa sede.

Io ne ho scelto uno che, oltre a lasciarmi alcune sensazioni particolari fin dall'inizio, ho trovato particolarmente interessante quando me ne hanno spiegato il misterioso e, per certi aspetti, incredibile collegamento con l'astronomia.

Parlo del mantra *hi-ing* che va lanciato sempre solo dalla mente dopo le tecniche utilizzate per il riscaldamento, altrimenti non produrrebbe nessun effetto positivo ma verrebbe avvertito dalla mente solo come un rumore.

Ciò che rende suggestivo questo mantra, che andrebbe ripetuto ininterrottamente nella mente per 5 minuti, è che, secondo i maestri, questo suono corrisponderebbe al rumore del sistema solare registrato dalle apparecchiature astronomiche.

Ovviamente, non ho la competenza per affermare se questa tesi corrisponda al vero. Ma posso affermare che tra i vari mantra consigliati per entrare nell'area delle potenzialità latenti, ritengo che sia il più semplice da eseguire ed anche il più efficace.

Quali sono gli obiettivi della già citata tecnica della *sutra meditation*?

La tecnica della *sutra meditation* viene applicata per ultima ed ha il compito di farci raggiungere, metaforicamente, il fondo dell'oceano e di generare nuove idee o potenzialità.

Il fondo dell'oceano che noi avremo raggiunto alla fine del percorso viene chiamato *Yogasta kuru kardani* che, per l'appunto, significa: "provocare l'azione dell'oceano profondo". Gli effetti di questa azione, prodotti nello stato di coscienza profonda, quando arrivano in superficie danno vita ad idee o capacità completamente nuove che il praticante non avrebbe potuto esprimere senza praticare la meditazione.

Alcuni ritengono che l'ispirazione degli artisti e degli inventori provenga da questo stato di coscienza e che anche molte prestazioni sportive di alto livello siano possibili per chi entra in questo status, che alcuni paragonano ad una sorta di trance agonistica.

Nella vita si dice che per raggiungere un risultato si debba prima seminare. Nel caso della meditazione ciò che bisogna seminare, una volta raggiunto il fondo dell'oceano, sono i sutra, che vengono paragonati per l'appunto a semi che germogliando portano i frutti in superficie.

Praticando la *sutra meditation* saremmo in grado di raggiungere in qualsiasi momento questo straordinario stato di coscienza.
I sutra hanno un significato letterale e quanti sono?

Sì, a differenza delle altre tecniche meditative, che si basavano solo sull'emissione o ascolto di suoni privi di un significato letterale.

Il numero dei sutra e la loro stessa individuazione, varia a seconda delle scuole ma sembra che in genere vengano adoperati, almeno secondo i maestri che ho seguito, non più di 7 sutra distinti in due macrocategorie: 4 di base e 3 di funzione.

I 4 sutra di base svilupperebbero delle attitudini che potremmo definire etico-filosofiche e ci permetterebbero di fare la cosa giusta senza preoccuparci del giudizio degli altri, come il sutra *Upeksà* o di sviluppare il giusto rapporto con la natura, come il sutra *Maitrì*.

I 3 Sutra di funzione, invece, permetterebbero di sviluppare una particolare abilità. Un esempio classico è *Suryà* che fa riferimento alla luce del sole e permetterebbe di sviluppare in modo particolare una qualità come la rapidità.

Riepilogando, voglio ricordare che anche se il percorso formativo completo esula dagli scopi di questo libro, quando meditiamo per un tempo di circa 40 minuti, una volta capaci di eseguire tutte le tecniche esaminate, dovremmo passare quasi automaticamente dall'una all'altra, dedicando circa 5 minuti ad ognuna.

Accanto alla tradizionale meditazione seduta, esiste anche una meditazione eseguibile stando in piedi?

Sì. Si tratta della cosiddetta posizione dell'albero, che io considero una starting position utilizzabile in diverse discipline e che affronterò, per comodità espositiva, in altri capitoli del libro.

Finora abbiamo preso in considerazione con la meditazione seduta e la meditazione in piedi due tipologie meditative che potremmo definire statiche. Ma esiste anche una meditazione dinamica o in movimento?

In effetti sì, quando si pensa al *taijiquan*. Anche se non tutti concordano nel ritenere il requisito della staticità basilare.

Altri, inoltre, considerano una forzatura pensare che una disciplina nata come arte marziale possa sviluppare gli stessi effetti della meditazione, ma, personalmente, quando pratico alcune forme iniziali del *taijiquan* stile *yang*, come la sedici o la ventiquattro, provo la stessa sensazione, o ho almeno l'impressione, di entrare in uno stato di coscienza analogo a quello che segue le due tecniche iniziali descritte in precedenza.

L'importanza della meditazione viene oggi riconosciuta anche in ambito accademico e viene considerata utile e consigliabile per gestire stress e stati ansiosi.

Tra chi credeva nell'importanza della meditazione, voglio ricordare Carl Gustav Jung, che per esaltare le antiche tecniche meditative orientali, nel commentare un antico trattato taoista sulla meditazione, *Il segreto del fiore d'oro*, scrisse addirittura che eguagliavano e spesso superavano per efficacia ciò che ai suoi tempi era noto alla psicologia accademica.

RIEPILOGO DEL CAPITOLO 3:

- SEGRETO n. 1: La meditazione è uno strumento basilare per gestire lo stress e raggiungere un perfetto stato di rilassamento ed equilibrio tra mente, corpo ed energia.

- SEGRETO n. 2: Possiamo distinguere la meditazione in statica e dinamica. La prima, quella classica, universalmente conosciuta come *zazen* viene praticata da seduti. Esiste anche una meditazione statica che possiamo praticare stando in piedi che prende il nome di *ritsuzen* o *zang zhuang*. Il taijiquan stile yang, un'antica arte marziale, viene considerata anche una forma di meditazione dinamica.

- SEGRETO n. 3: Mente e cervello non sono sinonimi e nonostante la natura tridimensionale delle discipline olistiche, bisogna ricordare che la meditazione agisce prevalentemente sulla mente e sugli stati di coscienza. Ciò significa che, per esercitare il cervello, che appartiene alla dimensione del corpo, vengono prese in esame nel libro soprattutto discipline come chi kung e nuad phaen boran.

- SEGRETO n. 4: Esistono diverse metafore per spiegare la

meditazione in genere e le diverse tecniche meditative in particolare. Per quel che riguarda l'approccio alla meditazione consigliato in questo libro, la metafora più semplice paragona la meditazione al diving, cioè alla pratica dell'immersione in acque marine sempre più profonde che corrispondono a diversi stati di coscienza.

- SEGRETO n. 5: Lo stato di coscienza premeditativo indicato nel capitolo ed utile per la gestione dello stress, corrisponde ad una sorta di limbo in cui non siamo né del tutto svegli né del tutto addormentati, la stessa sensazione che spesso proviamo al mattino quando non siamo più addormentati ma non siamo ancora svegli.

Capitolo 4:
Chi kung o yoga cinese?

«Done is better than perfect»
(Sheryl Sandberg)

La seconda delle tre discipline che prendo in considerazione in questo libro, il chi kung o qi gong, significa "lavoro con l'energia". È una disciplina antichissima che risalirebbe, secondo alcuni, a migliaia di anni fa e da molti esperti viene presentato anche come yoga cinese.

Non so quanto sia corretto definirlo yoga cinese ma quando incontrai il mio primo maestro ne rimasi affascinato. Avevo anche praticato in passato lo yoga tradizionale, ma pur apprezzandone i benefici avevo l'impressione che non fosse del tutto adatto alle mie esigenze.

Non intendo esprimere assolutamente un giudizio di valore tra due discipline straordinarie ma semplicemente sottolineare che sia sempre opportuno sperimentare diverse arti per capire quale possa essere più adatta alle nostre capacità.

Infatti, ritengo opportuno ribadire che l'arte praticata è solo uno strumento e non il fine che vogliamo raggiungere, cioè praticare una o più disciplina che ci consentano di raggiungere l'obiettivo dell'unione di mente, corpo ed energia, quando ci avviciniamo al mondo del wellness olistico.

Gli esercizi del chi kung, al contrario dello yoga tradizionale, diedero una risposta immediata ad una serie di dubbi teorico pratici che avevo sempre avuto, sugli esercizi più adatti a me per realizzare   l'interdipendenza tridimensionale propria delle discipline olistiche.

Ho avuto modo di praticarlo sia in Oriente che in Italia e di apprezzarne i benefici per anni, sviluppando la conoscenza di una serie di esercizi adatti a raggiugere gli obiettivi esposti nel libro: gestire lo stress per restare giovani rilassando le aree energetiche cervicali e lombari.

Esiste una posizione di base utile per soddisfare gli scopi individuati dal libro?

Sì, in base alla mia esperienza della circolazione energetica nei meridiani. È una posizione che ho già citato, pur senza approfondirla, nel capitolo sulla meditazione, quando parlo della meditazione in piedi detta ritsu zen o zhan zhuang.

Ovviamente in questo capitolo pongo l'attenzione non sugli aspetti meditativi della posizione, già trattati nel capitolo precedente, ma sul come una posizione apparentemente facile, consistente nello stare dritti in piedi conservando l'aspetto di un albero, come sostenevano gli antichi maestri, sia in realtà molto complessa da eseguire correttamente.

Leggere le modalità di esecuzione di questa starting position, come ad esempio centralizzare nel *dantian* l'energia del cielo e della terra, che sono espresse in molti manuali orientali, dimostra quel che abbiamo già affermato in precedenza e cioè che molti esercizi, anche i più semplici, nascondono un significato più profondo conosciuto probabilmente solo al maestro e ai suoi adepti più stretti, dietro quello apparente.

Approfondirò ora questa posizione, che può essere praticata comodamente in casa e potrei considerare interdisciplinare, perché viene utilizzata in diverse arti quali meditazione, chi kung, yi quan e tai chi quan, solo per citarne alcune.

Che significa centralizzare nel *dantian* l'energia del cielo e della terra?

Anche in questo caso, l'interpretazione di una frase classica potrebbe richiedere un intero capitolo per risultare abbastanza esauriente, ma siccome il nostro obiettivo è duplice, avvicinare le persone al wellness olistico ed affrontare tramite la gestione dello stress le problematiche legate alla longevità, possiamo essere più concisi.

Iniziamo col ricordare che alcuni dei meridiani che veicolano l'energia ed influenzano il wellness si trovano posizionati ai lati della colonna vertebrale e ne seguono la tradizionale forma ad esse. Forma utilissima per noi umani che ci muoviamo in posizione eretta, in quanto permette di distribuire in modo ottimale al resto del corpo l'impatto che abbiamo con il suolo quando camminiamo o saltiamo.

Ma da un punto di vista energetico, tale forma rappresenta invece un ostacolo, perché il *chi* invece viaggia più facilmente quanto più dritta è la strada che dovrà percorrere. Le curve dei meridiani che seguono la forma della spina dorsale, rallentano la circolazione energetica fino a provocarne, in molti casi, la stagnazione.

Sembra intuitivo, quindi, che per superare l'ostacolo sia necessario raddrizzare, durante la pratica del chi kung, la forma della spina dorsale e che il modo più logico per raggiungere il risultato consista nell'esercitare due forze contrapposte lungo la colonna vertebrale, una verso l'alto, il cielo, ed una verso il basso, la terra.

Ecco che cosa si intende per forza del cielo e della terra. Ovviamente questo risultato si ottiene eseguendo la posizione dell'albero, agendo a livello di meridiani energetici, posizionati in area cervicale e lombare e, come sempre, questi esercizi vanno eseguiti sotto la supervisione di un maestro.

Nel sesto capitolo del libro spiegherò il mio metodo per neofiti di eseguire questo ed altri esercizi che sembrano facili ma non lo sono affatto.

Inoltre, molti principi insiti nella corretta applicazione di questa starting position, come l'elasticizzazione dei meridiani energetici, sono comuni a moltissimi altri esercizi del chi kung.

Che cos'è il *dantian*?

Per le discipline orientali è una sfera di energia. Ne esisterebbero diverse, posizionate in alcuni punti del corpo. Ma il più noto e forse importante è quello posto quattro dita sotto l'ombelico che rappresenta idealmente anche il baricentro del corpo.

In Occidente molti ritengono che per il *dantian* valga quanto detto per l'energia: che sia un concetto astratto, meramente simbolico, non essendo possibile provarne scientificamente l'esistenza.
Io, invece, ritengo che anche il *dantian* sia una potenzialità latente

come l'energia, e che divenga una realtà concreta solo in seguito a determinate pratiche. In ogni caso, anche gli scettici ne riconoscono l'importanza astratta, come fonte del movimento se non energetico, almeno corporeo, in molti esercizi. Per questo, la centralizzazione nel *dantian* viene considerato un aspetto comunque fondamentale nella pratica di diverse discipline oltre che del chi kung.

Quali altri aspetti bisogna curare nel mantenere correttamente la starting position?

Almeno altri tre: il rilassamento del volto e delle spalle e lo sblocco delle ginocchia.

Nel primo caso, molti stati tensionali, che bloccano la corretta circolazione del *chi*, si verificano nei meridiani del volto. La soluzione più classica consiste nel raggomitolare la lingua sotto al palato per toccare con la punta un pulsante energetico che funge da collegamento tra due fondamentali meridiani energetici.

Il non irrigidire le spalle nella standing position, rappresenta un altro aspetto fondamentale sia del chi kung che di altre discipline come il taijiquan. Uno dei modi migliori, per raggiugere un adeguato stato di relax, sia per le spalle che per le braccia, consiste secondo i maestri, nell'immaginare quest'area del corpo come se fosse una giacca appesa su una gruccia.

Lo sblocco delle ginocchia avviene invece piegandole leggermente, come se ci volessimo quasi sedere. Viene a crearsi così un diverso rapporto ed equilibrio energetico anche tra bacino e caviglie.

Questo stato degli arti superiori, se la posizione è mantenuta correttamente, ci permette, tra l'altro, di testare la sensazione del *chi* che si manifesta quando avvertiamo nelle dita diverse impressioni, come ad esempio un calore o un fremito quasi paragonabile a micro-punture di spilli.

Alcune scuole, relativamente a questa posizione, la considerano essenziale anche per la connessione dei cinque archi, rappresentati dalle braccia, dalle gambe e dalla spina dorsale che permetterebbero di trasformare il corpo in un unico grande arco (altra metafora di probabile ascendenza taoista) in grado di realizzare l'unità di tutto il corpo, che, a sua volta, è necessaria per la corretta circolazione del *chi* all'interno di esso e la sua emissione all'esterno.

Questa posizione da sola già rappresenta un primo passo verso gli obiettivi individuati dal titolo del libro?

L'esecuzione di questa posizione, comune a diverse discipline anche se con nomi diversi, può anche prendere il nome di *posizione del cavaliere* o *ma pu*, da sola, eseguita nel modo corretto per venti minuti al giorno, rappresenta la quintessenza di tanti esercizi e degli scopi primari che il libro vuol soddisfare e che voglio in questo capitolo affrontare in modo più dettagliato:

Come gestire lo stress?
Probabilmente, raggiungere un livello altissimo nella pratica di una sola delle discipline orientali che tratto nel libro, meditazione, chi kung e nuad phaen boran, basterebbe per capire come gestire lo stress.
Ho scelto di trattare più discipline perché, anche se secondo i

maestri che ho seguito, per rendere la coltivazione della *life energy* il più piacevole possibile e sviluppare una sola dimensione corporea basterebbe praticare una sola disciplina che sarebbe magari utilissima anche per affrontare lo stress, come nel caso della meditazione, praticare una sola disciplina potrebbe anche causare delle controindicazioni.

Le stesse che Bodhidarma, il monaco indiano che secondo la leggenda avrebbe contribuito alla diffusione nel 500 d.C. del Buddismo in Cina, riscontrò nei praticanti di alcune discipline ascetiche: un tracollo fisico dei suoi allievi dovuto alla mancata natura tridimensionale degli esercizi svolti.

Bodhidarma avrebbe capito che una sola disciplina non sempre basta per realizzare l'unione corpo, mente ed energia e così insegnò anche arti diverse che avrebbero influenzato la pratica di molte discipline olistiche in Cina.

Ovviamente nessuno può sapere con certezza quanto ci sia di vero in queste leggende ma una morale la si può certamente dedurre: può essere più utile per i neofiti, una volta stabiliti i risultati che vogliono conseguire, affrontare non una ma almeno due discipline anche per capire quale sia poi la più adatta alle proprie capacità ed esigenze ed evitare di annoiarsi praticandone, magari, solo una.

Per restare giovani: uno degli obiettivi dei taoisti era sicuramente la ricerca della giovinezza e, secondo alcune leggende, alcuni saggi, definiti immortali, avrebbero davvero scoperto il segreto della longevità riuscendo a vivere per centinaia di anni diventando una sorta di *Highlander* orientali.

Oggi, anche se nessuno può prendere alla lettera queste leggende, sulla base dell'esperienza accumulata negli anni, possiamo affermare che diverse arti, realizzando l'unione di mente corpo ed energia, avrebbero effettivamente una ricaduta positiva sui meccanismi che regolano la longevità.

Ribadisco che pur essendo fondamentali gli aspetti degli esercizi che riguardano mente e corpo e per quanto possa essere accurata la relativa pratica, se poi non avviene una ricaduta anche nella dimensione energetica, nessun esercizio, a mio parere, può definirsi veramente olistico.

Ci si ritroverebbe, a seconda dei casi, nell'ambito dell'agonismo o della ginnastica dolce. Non che questo sia un male assoluto, ovvio, ma di certo se cerchiamo la longevità dei saggi taoisti, non riusciremmo a sbloccare le potenzialità umane latenti applicando in modo parziale o incompleto esercizi che sono stati concepiti con una ben diversa ratio teorico pratica.

Rilassando le aree energetiche cervicali e lombari: esistono zone energetiche che sono sicuramente più sensibili di altre allo stress e che beneficiano maggiormente delle tecniche olistiche basate sulla creazione di un rapporto dinamico fra tensione e rilassamento.

Nel libro l'attenzione ricade principalmente sulle aree cervicali e lombari. Anche se questo può sembrare un approccio contraddittorio se paragonato con la logica alla base delle discipline olistiche che considera fondamentale esercitare tutto il corpo.

Ma la contraddizione è solo apparente perché anche se i benefici degli esercizi privilegiano determinate aree, di certo non escludono le altre e l'esecuzione coinvolge tutto il corpo.

Inoltre, le nostre attuali abitudini sono inevitabilmente destinate a peggiorare la situazione di base che il semplice trascorrere del tempo aggrava. Cito brevemente per l'area cervicale i problemi legati all'uso del cellulare e/o dei tablet e, per l'area lombare, la posizione, spesso non corretta, che quasi tutti assumono da seduti mentre lavorano, guidano o semplicemente guardano la televisione e che creano palesi scompensi energetici.

Esiste anche il chi kung degli animali?

Sì e voglio aggiungere che come esistono diverse scuole di arti marziali, così esistono diverse scuole di chi kung e non sempre gli insegnamenti dei maestri coincidono.

Anche se l'obiettivo per i *sifu* della materia resta lo stesso: trasformare il nostro corpo in una sbarra di metallo avvolta nel cotone. Questa frase ha almeno un duplice significato, da un lato significa che questi esercizi hanno lo scopo di coltivare le energie interne e, dall'altro, che viene creata una precisa gerarchia tra i muscoli che devono diventare potenti (quelli profondi) e quelli superiori, che invece devono acquisire una qualità diversa dallo sviluppo ipertrofico come nel caso di sport quali il culturismo, per essere soprattutto elastici.

Ci sono centri che per esempio insegnano solo il chi kung degli animali, ed altri che preferiscono approcci diversi. Ritengo che gli esercizi sviluppati dalle varie scuole cinesi siano comunque tutti eccellenti essendo il frutto di millenni di pratica.

Siccome non tutti gli allievi hanno le stesse qualità ed attitudini, probabilmente ci sono scuole più o meno adatte al singolo discente. Il capitolo, per ovvi motivi di spazio, tratterà solo alcuni esercizi cercando di trasmettere al lettore soprattutto le finalità che vuol perseguire il libro.

Ho citato il chi kung degli animali che presenta molti aspetti affascinanti e, pur non potendo approfondirlo in questa sede, voglio almeno sottolinearne qualche aspetto utile per mettere a fuoco alcuni principi fondanti delle discipline energetiche.

Come ho già anticipato, molti esercizi olistici prevedono diversi step nell'insegnamento. Spiegare analiticamente una singola pratica costituisce solo il primo passo di un lungo cammino che, per diverse ragioni, sarebbe tedioso riportare in questa sede.

Sicuramente il passaggio successivo e più efficace consiste nell'usare una metafora che permetta la comprensione del significato profondo di ogni esercizio e la sua corretta esecuzione per raggiungere lo scopo indicato dal nome dell'arte, chi kung, ovvero "lavoro con l'energia".

Probabilmente, quando gli esercizi furono teorizzati duemila anni fa, esisteva un rapporto diverso dell'uomo con la natura e usare la metafora degli animali era il metodo più semplice sia per fare riferimento alle energie istintuali che molti esercizi vogliono risvegliare, sia per spiegare rapidamente determinati principi.

Almeno uno ritengo opportuno trattarlo in questa sede perché credo che sia un perno delle discipline energetiche: la capacità di un movimento unitario e non parziale del corpo che normalmente noi abbiamo perso, secondo alcuni nel corso dell'evoluzione e che gli animali avrebbero conservato.

Insomma, la razza umana sarebbe diventata la specie dominante sulla terra assumendo la forma eretta, ma avrebbe perso in questa fase, durata un tempo incalcolabile a partire da un'era rettiliana/istintiva, le potenzialità energetiche primitive.

Non so quanto ci sia di vero in queste ricostruzioni che ho ascoltato in Oriente, ma, l'applicazione pratica di queste teorie sembrerebbe trovare una conferma nei risultati che i discenti ottengono dalle diverse pratiche.

Esse sono basate su uno sviluppo diverso delle potenzialità umane energetiche attraverso una serie di esercizi che recuperano certi movimenti istintivi/unitari e non razionali/parziali, comuni anche ad altre tradizioni come lo sciamanesimo sudamericano.

Come possiamo distinguere gli esercizi del chi kung?

Ogni scuola ha costruito un sistema ben preciso di training. Stabilire quale sia il migliore credo sia quasi impossibile.

Personalmente, preferisco distinguere gli esercizi secondo una logica funzionale soprattutto in tre macrocategorie: la produzione dell'energia; la costruzione del percorso energetico e la sua movimentazione all'interno del corpo; la trasformazione e rigenerazione dell'energia all'interno del corpo e la successiva espulsione all'esterno di esso.

Comunque, per alcuni maestri, gli esercizi del chi kung e delle altre discipline olistiche trattate nel libro agiscono su cinque aree energetiche ben precise del corpo che sono connesse tra loro da meridiani e pulsanti energetici: area cervicale, area della spina dorsale, area lombare, area del *dantien* e area riflessologica della pianta dei piedi.

Quale capacità viene sviluppata dagli esercizi della prima categoria?

Nella prima categoria rientrano gli esercizi che producono il prana sviluppando ed aumentando passo dopo passo la naturale elasticità energetica di base del corpo.

Sembrerebbe, tutto sommato, che stiamo parlando di stretching ma il discorso e più complesso. Innanzitutto, dovremmo eseguire gli esercizi in uno stato di coscienza non abituale dopo avere eseguito i due esercizi di basic meditation consigliati nel capitolo precedente.

Inoltre, lo sviluppo dell'elasticizzazione corporea ed energetica deve avvenire praticando l'allungamento in direzioni contrapposte, come se ci si gonfiasse come un pallone o come se tendessimo un arco.

Nel caso della prima categoria, la produzione dell'energia, per spiegare gli esercizi, trovo chiara la metafora secondo cui il corpo viene paragonato ad una sfera che si gonfia con l'inspirazione e si sgonfia con l'espirazione. Questo avviene in sei direzioni diverse: alto-basso, destra-sinistra, avanti-dietro.

Un'altra efficace metafora che viene utilizzata per spiegare la produzione di energia consiste nel paragonare l'alternanza di tensione e rilassamento al funzionamento di un arco o di una balestra.

Questo esempio è utile perché introduce un altro aspetto della fondamentale interconnessione tra corpo fisico ed energetico e come guida per la capacità che bisogna sviluppare per produrre energia: l'elasticità energetica. Capacità da acquisire più difficile di quanto sembri perché richiede il raggiungimento di un particolare equilibrio tra gli stati di tensione e rilassamento, o per essere ancora più precisi, tra corpo fisico e corpo energetico.

È difficile, innanzitutto, perché la maggior parte delle persone può tendere e rilassare facilmente alcune aree del corpo come le braccia o le gambe ma incontra già maggiori difficoltà nell'eseguire questa alternanza tra tensione e rilassamento con l'area della schiena e del collo.

Trovare poi il giusto punto di equilibrio tra la tensione ed il rilassamento risulta difficile senza un adeguato periodo di coaching.

La starting position citata in precedenza, cioè la posizione dell'albero, che approfondirò nell'ultimo capitolo del libro, risulta perciò utile come guida, per capire la ratio di quasi tutti gli esercizi di questa categoria.

Lo sviluppo di questa capacità risulta fondamentale per gestire il *chi* e rappresenta inoltre un ideale punto di incontro tra gli esercizi che sviluppano soprattutto potenza ed esercizi che puntano invece sull'agilità.

Un ulteriore aspetto da tenere presente è che quasi sempre questi esercizi per funzionare sul *prana* e sulla muscolatura profonda vanno eseguiti a corpo libero o utilizzando attrezzi che non pesino più di un chilo.

Quale capacità viene sviluppata dagli esercizi della seconda categoria?
Nel trattare la seconda ed anche la terza categoria del chi kung, debbo comunque fare una premessa essenziale. La corretta esecuzione degli esercizi secondo una logica tridimensionale dipende dal livello raggiunto nella pratica della precedente categoria.

Ciò significa che se non passiamo dal livello bidimensionale al livello tridimensionale con gli esercizi della prima categoria sarà molto difficile, anche se non impossibile, riuscirci con gli esercizi della seconda e terza categoria.

In questa categoria, per spiegare la costruzione del percorso energetico e la sua movimentazione all'interno del corpo, viene usata la metafora della barca a vela.

L'energia mossa dal respiro che rappresenta il vento, con le modalità previste dagli esercizi del chi kung, muove il corpo rappresentato dalla barca, in cui i muscoli rappresentano le vele e l'apparato osteoarticolare cime, sartie e alberi.

Se fossero vissuti oggi i saggi taoisti ed avessero visto il deltaplano, che rappresenta un esempio di mia invenzione, probabilmente lo avrebbero inserito di ufficio tra le possibili metafore.

Nella seconda categoria, quindi, bisogna sviluppare le capacità che consentono la circolazione energetica connettendo le 5 diverse aree energetiche del corpo.

L'obiettivo di strutturare un percorso energetico tra le diverse aree del corpo, per far circolare l'energia in modo corretto, viene raggiunto connettendole attraverso movimento a spirale chiamato *zhan ssu ji*.

Questo movimento, una volta appreso anche a livello soltanto bidimensionale, può essere utile anche per migliorare la pratica di molti sport tradizionali.

Questo principio è estensibile a tantissimi sport sia individuali come il golf o il tennis, che di squadra come calcio o la pallacanestro e la lista potrebbe continuare, ma quelli che prenderò in considerazione per impostare la corretta esecuzione del principio saranno soprattutto nuoto e ping pong.

Un'altra metafora prende in esame la creazione di una particolare connessione energetico/articolare e prevede, tramite un movimento a spirale guidato dal respiro, la creazione di un effetto a cascata, in genere tra sette o nove articolazioni, paragonabile al gioco che si fa mettendo le tessere del domino una vicina all'altra e facendole cadere tutte spingendo solo la prima.

Tessere del domino che rappresentano metaforicamente sia le articolazioni che i pulsanti energetici ad esse collegate.

Il nuad boran ci permette di capire, tramite la sensibilità acquisita con il massaggio o l'automassaggio, la corretta localizzazione delle tessere che poi uniremo con il movimento a spirale.

Ovviamente in questo caso non ci serve la precisione quasi millimetrica richiesta nel massaggio per individuare la posizione dei bottoni energetici. Ci basta capire semplicemente l'area nella quale sono posizionati ed il tipo di movimento utile per collegarli tra loro.

I pulsanti energetici della caviglia, del ginocchio e dell'anca sono due. Il primo è posizionato sotto la pianta del piede, per la precisione sotto il tallone, mentre il secondo è posizionato nella area centrale della parte sottostante la coscia. Un movimento che li connette è quello che facciamo quando siamo seduti su una sedia e ci alziamo.

I pulsanti che connettono anca e spina dorsale sono due e sono posizionati il primo quattro dita sotto l'ombelico ed il secondo al centro della spina dorsale. Un movimento che li connette è quello che faremmo se ruotassimo per dare una gomitata all'indietro o in avanti.

I pulsanti che connettono spalla, gomito e polso sono tre e sono posizionati sotto la scapola, due dita sopra il gomito e sul dorso del polso. Un movimento che li connette è quello che faremmo per dare uno schiaffo ad una persona che sta dietro di noi o davanti.

Lo step successivo del percorso consiste nel praticare un esercizio che consenta la connessione di questi tre movimenti estrapolando un movimento base da uno sport a noi familiare.

Quali sono gli esercizi utili per iniziare la pratica?

Gli esercizi della seconda categoria del chi kung, che soddisfano questo scopo sono tanti e servirebbe un libro a parte per esaminarli tutti. In questa sede ne ho presi in considerazione due che richiamano nella loro essenza l'esperienza che tutti abbiamo già vissuto nuotando o giocando a ping pong, ma l'esempio può essere esteso anche al tennis: *the windmill arms* e *the nunchaku arms*.

Ricordo sempre che la posizione di partenza che bisogna assumere praticando il chi kung è la posizione *zhan zhuang*, *ritsuzen* o *tree position* già citata precedentemente.

Dopo aver assunto questa posizione, nel caso delle *windmill arms*, dobbiamo letteralmente trasferire in senso verticale, l'energia della terra alle braccia per muoverle come le pale di un mulino.

Questo esercizio in Oriente viene spiegato con la metafora del nuoto a dorso o a stile libero che di fatto crea un'ulteriore unione tra i diversi movimenti spiegati sopra.

Infatti alcuni maestri, prendendo spunto dal movimento che noi compiamo quando nuotiamo in mare, danno ad alcuni esercizi con queste caratteristiche un nome inequivocabile: nuotare nel mar del *chi*.

Per quanto riguarda l'esercizio delle *nunchaku arms*, dopo aver assunto la starting position, dobbiamo trasferire stavolta non verticalmente ma orizzontalmente l'energia della terra alle braccia per muoverle come dei *nunchaku*.

Pur apparendo irriverente, per chiarezza, voglio ricordare che in uno step iniziale questo meccanismo ricorda quello che usava Totò nello sketch della marionetta.

Comunque, ritornando all'esempio del ping pong, vi sarà capitato qualche volta di allenarvi con gli *shadow training*, cioè con gli allenamenti con l'ombra, se non l'avete fatto basta ricordare come muovete il braccio per colpire la pallina con la racchetta.

Per eseguire l'esercizio in modo corretto dovete fare in modo che la forza della terra che usate per muovere il braccio che simbolicamente tiene la racchetta e colpisce la pallina, utilizzando il meccanismo spiegato prima, porti l'energia direttamente da terra al vostro polso.

Le applicazioni dei principi generali degli esercizi di questa categoria vengono usate anche a livello bidimensionale per migliorare nella pratica di molti sport tradizionali.

Insomma: sarebbero utili, per esempio, anche ad un Federer o all'astro nascente del nostro tennis Sinner. E probabilmente non è un caso se i cinesi eccellono a livello mondiale nel ping pong.

Tra i diversi percorsi energetici attivabili ne esiste uno che potremmo considerare prioritario?

Secondo le antiche leggende uno dei principali, conosciuto come *piccolo circuito celeste o universale*, sarebbe quello ideato per donare a chi lo sviluppa ed esercita una straordinaria longevità.

L'energia seguirebbe la linea centrale del corpo partendo dal *dantian* e, passando dal coccige, risalirebbe lungo la spina dorsale fino alla sommità del capo per poi ridiscendere sul lato anteriore di nuovo nel *dantian*.

I meridiani energetici coinvolti nel *piccolo circuito celeste* sono, secondo la tradizione, due: il *Tu Mo* o *Canale di Controllo* che percorrendo la spina dorsale e oltrepassando la sommità del capo scende fino al palato superiore ed il *Jen Mo* o *Canale della Funzione*, che passa lungo la parte anteriore del corpo e va dal palato agli organi genitali. Quando la lingua tocca il palato viene a formarsi un collegamento tra i due meridiani.

Gli esercizi della seconda e terza categoria hanno anche lo scopo di attivare la percezione dei meridiani e della *life energy* in tutto il corpo, sviluppando quella sensazione che avevamo già sperimentato con la starting position, quando avvertivamo nei polpastrelli il calore o pizzicore.

Come sempre le parole sono meno utili della pratica. Ma l'aspetto fondamentale della costruzione del circuito e della movimentazione del *chi* è ricordare sempre che la natura del movimento che produce questa circolazione non può essere rettilineo ma deve realizzare necessariamente una spirale.

Inoltre, il movimento a spirale o *zhan ssu jin* rappresenta il perno anche del taijiquan ed in genere il movimento rotatorio compare anche in altre arti marziali, come l'aikido.

Aggiungo solo per mera curiosità un dettaglio per gli appassionati di filosofia orientale. Secondo i maestri che ho incontrato, in particolare quelli cinesi e thailandesi, per gli antichi taoisti il movimento circolare che poi si trasforma in spirale avrebbe un ruolo perno sia nella vita dell'universo che nella vita umana. In effetti, una caratteristica dei pianeti è proprio la rotazione e altri hanno notato che la stessa struttura del DNA ha la forma di una doppia elica, cioè di una spirale.

Infine, per alcuni maestri, l'indicazione dell'indispensabilità del movimento a spirale nella circolazione del *chi* sarebbe anche contenuto nel Diagramma del Fondamento Supremo presentato in precedenza anche conosciuto come simbolo dello yin e dello yang. Il cerchio che contiene i due pesci bianco e nero, simbolo per l'appunto di due energie: maschile e femminile o positiva e negativa, collegate in un rapporto di continua interrelazione e trasformazione proprio da una linea a spirale o onda.

Quale capacità viene sviluppata dagli esercizi della terza categoria?

Nel caso della terza categoria la capacità acquisita consente la trasformazione e rigenerazione dell'energia all'interno del corpo e la successiva espulsione all'esterno del corpo.

Bisogna pensare al corpo come ad una bomba che, esplodendo, emette energia. Questa vibrazione anche chiamata *fa jin* produrrebbe tre effetti:

La trasformazione qualitativa dell'energia che diventerebbe da sostanza grezza, paragonabile al petrolio appena estratto, una risorsa energetica raffinata, paragonabile alla benzina che usiamo nelle nostre macchine;

Il riciclo e la rigenerazione dell'energia nel corpo, evitandone così la stagnazione, perché dopo l'emissione del *ki* all'esterno, possiamo produrre nuova energia restando sempre così attenti a preservare il perfetto funzionamento dei meridiani che non debbono essere né sovraccaricati né sottoutilizzati;

La successiva emissione o espulsione all'esterno del corpo dell'energia inutile per il nostro equilibrio energetico.

Il movimento corporeo che sta alla base degli esercizi della terza categoria è lo stesso movimento a spirale che connette le sette articolazioni, citato nella categoria precedente mentre è completamente diversa, come abbiamo già accennato, la funzione e quindi la chiusura del movimento necessario per operare la cosiddetta espulsione energetica, che dà luogo ad un processo di trasformazione e rigenerazione del *chi*.

Gli sport di riferimento di questa categoria sono soprattutto le arti marziali come, secondo alcuni maestri, il cosiddetto *one inch punch* teorizzato da bruce Lee che sembra davvero riassumere tutte le teorie sull'espulsione energetica rientranti nel principio del *fajin*.

Anche gli altri marzialisti spaccavano mattoni o blocchi di ghiaccio con i pugni, ma con una differenza fondamentale: il pugno di Bruce Lee, che spaccava la tavoletta, compiva un percorso brevissimo: di un solo centimetro, come dice il nome della tecnica. Fino ad allora non si era mai visto niente del genere a dimostrazione del formidabile talento di Bruce Lee e che sembra davvero riassumere tutte le teorie sull'espulsione energetica rientranti nel principio del *fajin*.

I video del *one inch punch* di Bruce Lee, oggi visibili su YouTube, anche se noi eseguiamo l'esercizio con finalità legate al wellness, rappresentano un esempio perfetto ed ineguagliabile di questa tecnica energetica, che ho visto praticare nelle esibizioni di arti marziali anche dal vivo, diverse volte.

Al tempo stesso, non solo la visione di questo video in particolare, ma in genere la visione di tutti i video sugli esercizi energetici, è utile per apprendere le discipline olistiche finché si resta allo step del percorso che corrisponde al livello bidimensionale ma non sempre ci permette di apprendere poi il livello olistico dell'esercizio o della disciplina, per il quale molto spesso serve la consulenza di un maestro.

Ciò che posso aggiungere a proposito di questa tecnica è che il video non può trasmettere l'esperienza che avviene all'interno del nostro corpo che ovviamente va appresa con un istruttore.

Essa è quella della cosiddetta esplosione energetica che va

provata e non può essere adeguatamente descritta, se non vagamente, paragonandola a quello che succede al nostro corpo quando ci troviamo alla guida della nostra macchina ed improvvisamente freniamo venendo sbattuti avanti ed indietro.

Per mera curiosità, aggiungo che nessuno può dire con certezza se questa tecnica sia stata inventata da Bruce Lee o se quest'ultimo l'abbia appresa dal suo maestro, Ip Man, personaggio semisconosciuto in Occidente fino ad alcuni anni fa, ma assai popolare in Oriente per essere l'inventore di uno stile di kung fu molto popolare: il wing chun e anche per la sua vita avventurosa che è stata oggetto di diversi film, ad esempio la serie sulla sua vita interpretata dal grande marzialista Donnie Yen, altro straordinario epigono di Bruce Lee e il capolavoro di Wong Kar Wai, candidato agli Oscar per il miglior film straniero, *The Grandmaster*.

Per quanto tempo bisognerebbe praticare il chi kung ogni settimana?

Inizialmente, per ottenere i primi benefici sarebbe opportuno dedicare almeno un'ora al giorno per due giorni a settimana. Gli esercizi in effetti sembrano facili ma se ragioniamo in termini di efficacia, si tratta di una semplicità solo apparente.

Esiste un confine quasi invisibile per i neofiti che separa i risultati dello stesso esercizio. Gli stessi movimenti potrebbero rientrare nella logica della ginnastica dolce anziché del chi kung e soprattutto, nel caso della seconda e terza categoria, solo la guida di un maestro ci può far capire quando scatta il quid plus che distingue le due discipline.

Molti *sifu* per indicare il livello raggiunto dall'allievo, distinguono nel chi kung due step. Il primo avrebbe natura bidimensionale o agonistica e consisterebbe nella corretta esecuzione esteriore degli esercizi senza raggiungere, però, la dimensione energetica.

Il secondo, invece, corrisponderebbe alla corretta esecuzione tridimensionale o olistica dell'esercizio coinvolgendo la produzione e circolazione energetica.

Tale distinzione sarebbe estensibile anche al percorso compiuto dagli allievi durante la pratica di molte altre discipline olistiche.

Comunque, siccome *done is better than perfect* meglio praticare commettendo qualche errore all'inizio, che non iniziare mai la pratica.

L'acquisizione del cosiddetto mindset energetico, cioè la sensazione già identificata in precedenza di lavorare con il *chi*, che è una cosa diversa dalla corretta esecuzione degli esercizi ad un livello bidimensionale, richiede inevitabilmente tempo.

RIEPILOGO DEL CAPITOLO 4:

- SEGRETO n. 1: Uno stesso esercizio può essere eseguito, in modo apparentemente uguale, sia ad un livello agonistico o bidimensionale che ad un livello olistico o tridimensionale.

- SEGRETO n. 2: L'energia circola attraverso le 5 aree energetiche del corpo trasformando i *chakra* delle sette perle in perni connessi tra loro come le tessere del domino: il movimento della prima muove la successiva fino all'ultima.

- SEGRETO n. 3: Gli esercizi del chi kung della prima categoria, come la starting position, sviluppano attraverso l'elasticizzazione del corpo energetico la produzione del *chi*.

- SEGRETO n. 4: Gli esercizi del chi kung della seconda categoria, tramite un movimento a spirale dell'energia tra le 5 aree energetiche, sviluppano la capacità di far circolare l'energia all'interno del corpo energetico.

- SEGRETO n. 5: Gli esercizi del chi kung della terza categoria, partendo dal movimento a spirale della categoria precedente ma variando la fine dell'esercizio con l'introduzione di uno stop improvviso del movimento circolatorio, producono emissione e rigenerazione energetica.

Capitolo 5:

Thai massage: molto più di un massaggio

«Il massaggio è l'unica forma di piacere fisico a cui la natura ha dimenticato di attaccare delle conseguenze.»
(Robert Brault)

Nel trattare il capitolo dedicato al massaggio olistico praticato in Thailandia, che secondo diverse leggende risalirebbe addirittura agli insegnamenti del Buddha e che tutti conoscono come *thai massage*, ho voluto usare anche l'antico nome della disciplina, nuad phae boran, perché una delle sue traduzioni rinvia letteralmente al concetto di energia che, come abbiamo visto, rappresenta il perno delle discipline olistiche affrontate nel libro.

La terza disciplina che quindi presento nel libro, il nuad phaen boran, è la meno conosciuta delle tre, ma anche quella che, per le sue potenzialità, ritengo più adatta alle esigenze di chi per la prima volta entra nell'universo del wellness olistico.

Che significa Nuad Phaen Boran?

La traduzione che io preferisco di questa antica arte thailandese è "Antico tocco della linfa vitale" e la possiamo considerare sicuramente come un altro sinonimo di *life energy* o *chi*.

Molti Occidentali la conoscono probabilmente come Thai massage o più eccezionalmente come yoga di coppia o guidato e, anche se per molti rientra nella categoria del massaggio olistico, io, studiandola e praticandola, ho avuto l'impressione che questa disciplina ne travalichi i confini, sintetizzando le diverse esperienze che chi si avvicina al wellness olistico può vivere.

Inoltre, è la disciplina che ho voluto approfondire più delle altre perché, oltre a stage, corsi e pratica svolta per oltre 15 anni in Thailandia, culla di questa arte che la tradizione fa risalire addirittura al 2500 a.C., ho voluto conseguire anche i titoli, previsti per gli stranieri, che attestassero il livello e la qualità delle competenze raggiunte e che sono richiesti per acquisire la qualifica necessaria per lavorare nei centri benessere orientali.

Perché ritieni il nuad phaen boran particolarmente adatto alle esigenze di chi si avvicina al settore del wellness olistico?

Innanzitutto perché è la più divertente delle tre discipline classiche che esamino in questo libro e quindi non esiste il problema della noia che purtroppo scoraggia chi si avvicina, per esempio, ad una disciplina meravigliosa ma inizialmente ostica come la meditazione.

La pratica del massaggio risulta invece piacevole ed è gradita dalla maggioranza delle persone anche se spesso molti vi rinunciano, pur avendone provato i benefici, soprattutto per i costi.

Inoltre risponde, almeno all'inizio a mio parere, alla logica del *coached energy training*, che in parole povere significa che se in discipline come il chi kung o la meditazione l'efficacia del lavoro sulla *life energy* o *lom pran* dipende di fatto solo dall'impegno del praticante, nel caso del nuad boran la prospettiva cambia radicalmente.

Chi riceve il massaggio partecipa in modo semi-passivo al risultato positivo dell'attività svolta dal massaggiatore che dirige manualmente il movimento dell'energia nei meridiani.

Quindi, ricevere un massaggio olistico permette anche di capire quali sono i meridiani che noi esercitiamo o dovremmo esercitare nelle altre discipline. Nel caso specifico posso estendere il ragionamento già svolto per le materie trattate in precedenza anche ad un'arte marziale interna come il taijiquan.

Che significa considerare il nuad phaen boran anche un allenamento semi-passivo?

Seguendo in Italia ed in Europa diversi corsi di massaggio olistico non ho mai pensato che un massaggio potesse avere anche la funzione o lo scopo che in genere si raggiunge con la pratica di altre discipline come per esempio lo yoga.

Il nuad boran, non a caso chiamato in Oriente anche yoga di coppia, prevede oltre alla parte del massaggio olistico vero e proprio, la partecipazione del massaggiatore nella corretta gestione di un rapporto ottimale, per il corpo del massaggiato, tra tensione e rilassamento.

Punto di equilibrio tra corpo fisico e corpo energetico, che consente di gestire lo stress e come sappiamo è uno degli elementi chiave della creazione e circolazione energetica nelle discipline olistiche, attraverso l'esecuzione assistita di posizioni che corrispondono alle *asane*, basi dello yoga.

Se anche volessimo depurare questa disciplina della parte consistente nel massaggio vero e proprio ci troveremmo comunque di fronte ad un'arte di estremo interesse per la possibilità di ricevere una assistenza costante nell'ottenere i benefici legati all'esecuzione di esercizi talvolta impegnativi, con un ridotto sforzo psicofisico.

Che differenza esiste tra i corsi di massaggio olistico tenuti in Italia e quelli tenuti in Oriente?

Ovviamente non tratto le differenze che esistono tra il massaggio olistico ed altri tipi di massaggio che, come il massaggio estetico sia in Italia che in Oriente, hanno finalità ben distinte e specifiche non rientrando quindi nei principi e negli obiettivi propri delle discipline olistiche indicati nel primo capitolo del libro.

Per quanto riguarda invece il massaggio olistico propriamente detto, sulle differenze di come la materia venga insegnata in una parte e nell'altra del mondo, ho sviluppato una mia personale idea avendo seguito in Italia molti anni fa, nei primi anni 90, un corso di massaggio shiatsu.

Frequentai il primo anno di corso, superando, alla fine di esso, l'esame abilitante per la prosecuzione del percorso con i due livelli successivi, che in quegli anni risultavano necessari per chi volesse esercitare la professione di massaggiatore shiatsu all'interno della federazione nazionale che gestiva la scuola.

Non posso che parlare bene degli istruttori che ho seguito allora e probabilmente fu anche merito loro se mi sono appassionato così tanto al wellness olistico in generale ed alle potenzialità del massaggio in particolare, da decidere, poi, di approfondire la mia conoscenza della materia direttamente in Oriente, cioè dove queste arti hanno visto la luce.

Scelsi la Thailandia, la culla del Thai massage, perché in Italia venivano proposti diversi massaggi olistici: tuina, shiatsu e ayurvedico soprattutto ma quasi mai il nuad boran e così decisi di approfondire un'arte relativamente sconosciuta in Italia in quegli anni.

Credevo, così, seguendo i maestri orientali, di superare quella sensazione di incompletezza del percorso che seguendo gli stage in Italia avevo sempre provato.

Avevo l'impressione che gli effetti del massaggio che stavo studiando, quando venivano testati su di me, non corrispondessero nemmeno lontanamente ai benefici promessi nei testi tradotti dagli originali manuali cinesi, indiani o giapponesi.

Molto probabilmente, quindi, o gli effetti quasi magici dei massaggi olistici promessi nei libri erano eccessivi o le nozioni impartite in Italia, per quanto seria e scrupolosa fosse la scuola, mancavano del quid plus rappresentato dal *know how* specifico degli insegnamenti impartiti in Oriente e cioè la capacità di interagire in modo continuo con il *chi*.

Quel quid plus, che nelle arti marziali Bruce Lee mostrava non solo nei suoi film ma anche in tante esibizioni straordinarie e mai viste prima, oggi rintracciabili anche su YouTube, come l'*one inch punch* o le flessioni eseguite sui pollici, quel quid plus mostrava capacità non acquisibili con i tradizionali allenamenti.

Le stesse prestazioni eccezionali che rivedevo nei film e negli incontri dei campioni del Muay Thai, un'arte marziale tanto popolare da essere considerata, come già accennato, lo sport nazionale thailandese.

Esiste un collegamento tra la tua passione per i film di arti marziali e lo studio del nuad boran?

Sì. Mi appassionai al Muay Thai, l'arte marziale thailandese per eccellenza, quando vidi *Kickboxer*, il film che lanciò la carriera di Jean Claude Van Damme, ed oggi per gli appassionati del genere, consiglierei i film di un attore thailandese molto popolare in

Oriente, ma oggi abbastanza conosciuto anche in Occidente: Tony Yaa, divenuto famoso dopo il successo del film *Ong-Bak* girato all'inizio del nuovo millennio.

Oggi, anche guardando i documentari ed i video sulla sua vita ed i suoi allenamenti, straordinario e forse ineguagliabile il suo calcio rovesciato all'indietro, ho davvero l'impressione di rivedere il carisma ed il livello, che ho definito olistico, di Bruce Lee. Lo ritengo inferiore, tra gli attori ed esperti di arti marziali contemporanei di livello tridimensionale, solo a Jacky Chan e pochi altri.

Lo stesso formidabile livello l'ho visto dal vivo quando frequentavo i corsi di Nuad Boran e avevo occasione di osservare gli allenamenti di Muay Thai di atleti ed atlete sia Thailandesi che provenienti da altre parti del mondo.

Probabilmente ho potuto notare le differenze di livello olistico/agonistico tra gli atleti locali e gli stranieri che venivano ad allenarsi per imparare i segreti del Muay Thai con i maestri locali anche grazie al fatto che, come detto nell'introduzione, ho praticato da adolescente il light contact, che presenta qualche aspetto in comune con l'arte marziale thailandese.

Capii che il fatto che, nonostante differenze fisiche talvolta notevolissime, soprattutto fra le donne, le thailandesi riuscissero spesso a prevalere su atlete europee, americane, sudamericane ed africane, anche facilmente, era dovuto in certi casi allo sviluppo, forse anche inconscio, di potenzialità latenti tramite allenamenti mirati che avevano condotto fin da piccole.

Ebbi modo di constatare questo fatto letteralmente con mano perché in alcuni corsi di massaggio i maestri ci facevano esercitare oltre che su di noi anche sugli atleti e le atlete. Cosa utile per noi ma gradita anche da loro perché, in molti casi, il massaggio chiudeva una faticosa sessione di allenamento.

Tra l'altro era probabilmente anche un modo per far sì che fossimo molto concentrati ed attenti a non sbagliare, perché non era consigliabile irritare atleti di arti marziali di quel livello.

Comunque, scherzi a parte, eseguendo centinaia di massaggi

soprattutto sulle atlete e constatando una differenza di muscolatura nettissima tra le orientali e le straniere, ho avuto la conferma che solo lo sviluppo di una o più qualità latenti, come quelle che, a mio parere, esprimeva Bruce Lee nei suoi film e video, potevano nei combattimenti controbilanciare una differenza fisica tanto marcata.

Insomma, se questo quid plus emergeva dal Muay Thai, allora potevo capire come svilupparlo anche io studiando l'altra arte thailandese per eccellenza, il nuad boran o thai massage.

Infine, nei manuali antichi veniva in diversi punti accennato un aspetto affascinante e fondamentale per chi esegue il massaggio, ossia il massaggiatore, e cioè che la pratica del massaggio olistico, se eseguita con determinati crismi, giova sia a chi riceve il massaggio che a chi lo esegue, mentre io, durante i corsi seguiti in Italia dopo due o tre massaggi mi sentivo quasi sempre senza energie. Questa sensazione mi è stata poi confermata anche da diversi massaggiatori, olistici e non.

Che cosa consiglieresti a chi vorrebbe andare in Thailandia per imparare il nuad phaen boran?

Innanzitutto di non iscriversi subito ad un corso ma di provare su se stessi la validità di questa antica disciplina sfruttando tutte le possibilità date da una vastissima offerta di centri massaggio che trovate praticamente dappertutto, dalle città alle località turistiche, alle spiagge fino ai templi.

La variabilità del costo non dipende tanto dall'inflazione quasi immobile, ma dal tasso di cambio tra l'euro ed il bath, la moneta locale thailandese, che negli ultimi anni ha oscillato in maniera sfavorevole per i turisti provenienti dalla zona euro.

Comunque, come si dice: l'impresa vale la spesa, perché il costo di un massaggio resta particolarmente vantaggioso in quanto non supera spesso i 10 euro per i 90 minuti di massaggio, con l'unica esclusione dei centri funzionanti negli aeroporti, che sono più costosi perché frequentati solo dagli stranieri, mentre in Italia un massaggio di 45 minuti costa in media almeno 30 euro.

Scoprirete che esistono come per altre discipline, come le arti marziali per esempio, diverse scuole di pensiero sul corretto esercizio del nuad boran che si rifanno per tradizione ad una scuola del nord ed ad una scuola del sud.

Entrambe per me sono valide anche se io preferii poi seguire i corsi della cosiddetta scuola meridionale. Ritengo più importante per i neofiti che volessero davvero seguire un corso in Thailandia, distinguere tra le tre discipline che debbono rientrare nel bagaglio di un massaggiatore thailandese completo e sono alla base dei corsi di formazione in nuad phaen boran e che possono essere seguiti anche singolarmente.

Il primo corso, the *thai classic massage*, rappresenta davvero il fulcro della disciplina, ma è paradossalmente molto lontano dalle abitudini e aspettative dei clienti occidentali. Corrisponde, come ho anticipato, ad un vero e proprio allenamento semi-passivo ed ha una funzione energizzante.

Anche se ai neofiti può sembrare troppo ruvido e può addirittura sconcertare chi da un massaggio si aspetta soprattutto quel tipo di sensazioni che noi occidentali associamo al relax, ma che non coincide con il relax olistico inteso come punto di equilibrio tra tensione e rilassamento tra corpo fisico e corpo energetico, personalmente lo considero il più efficace tra tutti i massaggi olistici che ho avuto modo di sperimentare.

Ovviamente si tratta di una valutazione soggettiva. Inoltre, le nozioni e le tecniche apprese possono anche servire per sviluppare l'arte dell'automassaggio che io considero misteriosamente sottovalutata dagli occidentali ma che in Cina rappresenta un ramo assai apprezzato della materia e prende il nome di *jingluo*.

Il secondo corso prende il nome di *aromatherapy* e, come suggerisce il nome, si basa sull'uso di oli che vengono applicati sul corpo del massaggiato. Ha una funzione rilassante o di scarico energetico. Questo è, a mio parere, il massaggio che più si avvicina alle aspettative ed alle abitudini dei clienti occidentali.

Infine il corso di *reflexology* che, come suggerisce anche il nome, riguarda la riflessologia e cioè la possibilità di incidere sull'energia di organi e meridiani di tutto il corpo massaggiando i meridiani ed i pulsanti energetici dei piedi.

Io, che sono diventato un grande appassionato della disciplina, ho voluto seguire tutti e tre i corsi conseguendo tutti i titoli previsti dal percorso classico.

In pratica avrei acquisito le stesse certificazione della stragrande maggioranza dei massaggiatori thailandesi anche se il mio obiettivo era, almeno inizialmente non tanto quello di diventare un massaggiatore thailandese, quanto piuttosto di capire come funzionava il wellness olistico, basato sulla concezione umana tridimensionale e quindi sullo sviluppo di quella potenzialità latente che corrisponde alla *life energy*.

Se dovessi però consigliare un neofita gli suggerirei di iniziare il suo viaggio partendo dal thai massage classico che per me rappresenta la base della disciplina. È ad esso, soprattutto, che farò riferimento in questo capitolo.

Ma quanto costano, quanto durano e dove posso seguire i corsi di nuad phaen boran?

In genere i costi variano e, come per tutti i beni e servizi venduti nel mondo, non sempre il prezzo corrisponde alla qualità di ciò che acquistiamo. Una valutazione più o meno equilibrata del valore e della convenienza o meno dei corsi di nuad phaen boran, tenuti per gli stranieri in lingua inglese, che possiamo seguire in Thailandia, nasce anche da un'eventuale comparazione con i corsi di massaggio olistico proposti in Italia.

Attestati, certificati e titoli vari in Italia e spesso in Europa, vengono rilasciati dopo aver completato un percorso che va in media dalle 50 ore, per la formazione basic che costa alcune centinaia di euro, fino alle 400 ore di lezioni teorico-pratiche da seguire in due o tre anni, che secondo molti rappresentano il giusto arco di tempo per formare un massaggiatore olistico. In questo caso parliamo di un corso completo che costa in genere una somma variabile a seconda delle scuole e parte dai mille euro per arrivare anche a diverse migliaia di euro.

Premesso che la durata necessaria di un corso per formare un operatore olistico dipende da molte variabili, tra cui le naturali predisposizioni ed attitudini del discente, e ricordando che il massaggio olistico è un'arte che si sviluppa con anni di pratica, ritengo, sulla base della mia esperienza, che sia difficile acquisire una seppur minima conoscenza e padronanza della materia con meno di 150 ore destinate esclusivamente alla pratica oltre alla teoria.

I costi sono ovviamente più convenienti in Thailandia che in Italia ed in Europa. Per quanto variabili, i corsi in genere costano tra il 70 ed l'80% in meno dei corsi che potete seguire in Europa.

Dove seguire i corsi di massaggio in Thailandia?

Come ho già detto, il massaggio in Thailandia è probabilmente l'attività legata al wellness di gran lunga più popolare, tanto è vero che i centri benessere sono diffusi come i bar e le pizzerie in Italia. Mi limito a riassumere qual è stato il mio percorso perché ritengo che possa offrire qualche spunto interessante per chi volesse eventualmente andare in Thailandia per studiare il nuad phaen boran.

Inizialmente io, seguendo i consigli di un amico, optai per i corsi di formazione tenuti nei monasteri. Come molti neofiti curiosi o semplici turisti, ebbi modo di avvicinarmi a questa disciplina visitando il tempio buddista di Wat Po a Bangkok, edificato da re Rama I e conosciuto anche come il Tempio del Buddha Sdraiato, famoso per essere il luogo dove nacque la prima scuola di massaggio thai, punto di riferimento, assieme al Grande Palazzo Reale, di tutte le escursioni turistiche offerte agli stranieri.

Può sembrare strano che i templi ospitino anche delle scuole di massaggio, talvolta aperte anche agli stranieri, ma invece è una conseguenza quasi logica del fatto che il fondatore della medicina e del massaggio thailandese fosse Jivaka Kumar Baccha, che secondo la leggenda avrebbe imparato i segreti della medicina tradizionale orientale e del nuad phaen boran direttamente da Buddha nel 2500 a.C. circa.

Non so quanto sia attendibile questa leggenda ma di sicuro posso confermare che in tutti i centri massaggi che ho frequentato, sia interni che esterni al tempio, ho sempre visto un altare, a volte anche simbolico, con le statue affiancate di Buddha e del suo medico personale. Credo che sia per questo che i massaggiatori, prima di operare, rivolgono sempre una preghiera per il buon esito del massaggio a queste due figure.

Sicuramente i corsi tenuti nei monasteri sono affidabili anche se io, vista l'enorme offerta, consiglio anche di provare i corsi tenuti dalle scuole di massaggio private purché riconosciute dalle autorità competenti che in Thailandia fanno capo al Ministero della Salute.

Sulla base dei corsi che hai seguito in Thailandia, come imposteresti un corso di thai massage che potremmo definire basic?

Ho già spiegato che in Thailandia la pratica e la teoria nei corsi di nuad boran sono due momenti che coesistono in quanto la natura stessa delle discipline olistiche prevede un apprendimento intuitivo delle potenzialità latenti basato sulla pratica di determinate discipline.

Questo è evidentemente impossibile per chi scrive o legge un libro e può inevitabilmente approfondire solo la parte teorica di una materia.

Introdurrò quindi delle spiegazioni che per i guardiani dell'ortodossia indubbiamente possono risultare discutibili ma che sono in linea con gli obiettivi di questo libro: spiegare come possiamo gestire lo stress per restare giovani rilassando le aree cervicali e lombari attraverso il thai massage.

Ho diviso il mio approccio divulgativo in soli tre ambiti tematici per focalizzare l'attenzione del lettore, almeno inizialmente, su pochi punti chiave:

1) La starting position nel massaggio e le sue varianti.

2) Yoga e chi kung di coppia: benessere sia per il massaggiato che il massaggiatore.

3) Corpo energetico: meridiani e pulsanti energetici.

Quali sono le posizioni che deve assumere il massaggiato?

In genere la starting position nel nuad boran, come i lettori facilmente immaginano, prevede che il massaggiato sia sdraiato in posizione prona o supina.

Non tutti i meridiani ed i pulsanti energetici possono però essere trattati adeguatamente in questa posizione ed una prima variante prevede che il massaggiato si sdrai sul fianco destro o sinistro a seconda delle esigenze.

La starting position del massaggiatore prevede che sia inginocchiato e seduto sui talloni o, se questa posizione risultasse scomoda, può cercare una posizione più confortevole poggiando la pianta di un piede ed il ginocchio dell'altra gamba sul materassino.

Un numero inferiore di posizioni prevede che il massaggiato sia seduto, in genere tenendo le gambe incrociate davanti a sé, nella posizione del mezzo loto.

Raramente il massaggio viene eseguito su una persona in piedi. Molti lo considerano il più pratico dei massaggi perché non è previsto l'uso dei lettini e viene eseguito su un sottile materassino, poco più spesso dei tappetini che vengono usati per lo yoga, poggiato sul pavimento. Lo spazio necessario è quindi veramente limitato.

Il massaggiatore utilizza come strumento prevalentemente il suo corpo. I palmi e le dita delle mani, gli avambracci, i gomiti, le ginocchia ed infine le piante dei piedi vengono utilizzati per la maggior parte delle tecniche.

Il massaggio completo inizia quasi sempre dai piedi anche se alcuni istruttori, per rilassare il massaggiato, consigliano di iniziare dal volto.

Esistono anche diverse leggende su determinati superpoteri come la capacità di avvertire gli squilibri energetici delle altre persone solo sfiorandole, che il massaggiatore può acquisire diventando un vero e proprio rabdomante dell'energia; o lo sviluppo di doti pranoterapeutiche, seguendo determinati training di natura mistico/esoterica.

Non dobbiamo considerare strano che intorno ad una disciplina che risalirebbe alla figura mitica di Javaka Kumar Bhaccha, medico del Buddha e fondatore della medicina tradizionale thailandese, siano sorte diverse leggende.

Anche se la trattazione degli aspetti mistico/esoterici esula da questo libro, per curiosità, voglio accennare ad uno degli esercizi che conferirebbe queste capacità spiegata da pochissimi maestri, si chiama *Bhaccha's magic hand* e, come sottintende il nome, conferirebbe una sorta di superpotere allo strumento principale del massaggiatore: la mano.

Per curiosità ed anche perché credo che molte leggende nascondano un fondo di verità, ho seguito alcuni di questi training e se volete vedere una foto di come eseguo l'esercizio della mano magica di Bhaccha potete dare uno sguardo al mio profilo Instagram o alla mia pagina Facebook *holistic taoist training*.

L'immagine che vedrete può risultare sconcertante ma, precisando che questa posizione della mano richiede un training particolare sotto la guida di un esperto per non provocarsi danni anche gravi, posso confermare che in me ha sviluppato una particolare sensibilità per l'energia che prima non avevo assolutamente.

2) Yoga e chi kung di coppia: benessere sia per il massaggiato che

per il massaggiatore.

Credo che la trattazione della parte del nuad boran che molti chiamano anche yoga di coppia e che io considero per il massaggiato una vera e propria forma di allenamento semi-passivo meriterebbe da sola un testo a parte, per la capacità di fondere diverse discipline come massaggio, yoga e chi kung.

In precedenza, ho anche spiegato che i benefici dello yoga riguardano il massaggiato mentre quelli del chi kung il massaggiatore.

La successione delle diverse tecniche che potete osservare anche in molti video su YouTube non è casuale ma mirata a bilanciare determinati squilibri energetici e rientra nella logica delle forme propria delle arti marziali.

In questa sede mi limito ad indicare sinteticamente, senza scendere nei particolari, tre esercizi che vengono utilizzati per rilassare le aree energetiche cervicali e lombari con il massaggiato in posizione distesa ed un esercizio scelto tra le posizioni sedute.

Il primo, la *culla*, serve per massaggiare l'area energetica della schiena e, per quanto di banale esecuzione, risulta gradito ed efficace.

Il massaggiato, disteso in posizione supina, porta le ginocchia al petto e le blocca con le braccia. A questo punto il massaggiatore non deve far altro che spingerlo sui pulsanti delle ginocchia per farlo oscillare sulla schiena come se fosse una sedia a dondolo.

Il secondo, la *cobra pose*, corrispondente alla posizione yoga *bhujangasana*, in genere viene considerato quasi un simbolo del thai massage perché potete vederlo eseguito in quasi tutti i video e spesso compare nelle copertine dei manuali. Consiste nell'afferrare per i polsi il massaggiato che si trova disteso in posizione prona, tirando all'indietro il suo corpo che assume la forma di un arco, bloccandone con le ginocchia i glutei.

Il terzo, la *plow pose*, corrispondente alla posizione yoga *halasama*, parte con il massaggiato in posizione supina e consiste nell'afferrare i suoi piedi e nel portarglieli dietro la testa, a toccare il pavimento.

Mentre l'esercizio eseguito in posizione seduta, chiamato *cow-face pose*, corrispondente alla posizione yoga *gomukhasana*, resta legato alla congiunzione della forza del cielo e della terra e consiste nello stringersi verticalmente le mani dietro la schiena con le punte dei gomiti che guardano il cielo e la terra.

Anche se molti ci riescono da soli, la presenza del massaggiatore serve per schiacciare alcuni pulsanti sul polso e i gomiti del massaggiato mentre viene compiuto l'esercizio.

3) Il trattamento del corpo energetico: i meridiani ed i pulsanti energetici.

Sul corpo energetico si interagisce con il massaggio olistico attraverso il trattamento di meridiani e pulsanti energetici.

I meridiani sono paragonabili ad autostrade lungo le quali il *chi* viaggia da un casello all'altro, i caselli sono rappresentati dai pulsanti energetici che disciplinano il traffico velocizzando, rallentando o bloccando il flusso energetico.

Portare la *life energy* con il massaggio nella zona energetica del rene è un po' come, per esempio, andare a Roma in macchina, dobbiamo scegliere una determinata autostrada.

Mentre se vogliamo andare a Milano o spingere il *chi* verso l'area energetica del fegato, dobbiamo scegliere un'altra autostrada o un altro meridiano.

Possiamo anche paragonare i meridiani all'impianto elettrico di una casa ed i pulsanti ai bottoni che usiamo per spegnere ed accendere la luce nelle singole stanze. Possiamo utilizzare questi pulsanti energetici per favorire la circolazione energetica, come nel caso del massaggio olistico, o per bloccarla, come nel caso di colpi e mosse segrete conosciuti nelle arti marziali per provocare un autentico blackout energetico degli avversari.

Ho visto atleti spegnersi negli allenamenti e negli incontri di muay thai in seguito a colpi ripetuti ricevuti in ben precise aree del corpo da avversari nettamente inferiori per struttura fisica e forza muscolare.

Inoltre, voglio aggiungere che imparare la mappa dei meridiani e pulsanti energetici guardando foto e disegni è importante per conoscere teoricamente l'argomento cioè la loro posizione nel corpo.

Tuttavia, senza una guida che ci spieghi come percepire i meridiani ed i pulsanti energetici e che tipo di attività svolgere su di essi con il massaggio, progredire sarà quasi impossibile.

In effetti nei corsi di nuad boran che ho seguito in Thailandia raramente ho seguito lezioni solo teoriche sui meridiani e pulsanti energetici proprio perché si ritiene che per imparare ad interagire con il *chi*, la parte pratica inglobi la teoria e quindi, iniziando il corso dalla pratica, si impara sia dove si trovano i meridiani ed i pulsanti, sia come trattarli.

In questo caso possiamo usare il detto la "mappa non è il territorio", nel senso che imparare solo teoricamente la posizione di meridiani e pulsanti energetici è non solo difficile ma quasi inutile se poi non abbiamo sviluppato la capacità di interagire con la pratica sul corpo energetico.

Per chi desidera conoscere qualche curiosità sui corsi svolti in Thailandia, aggiungo che viene anche consigliato agli allievi di esercitarsi su se stessi mettendo in pratica con l'automassaggio, che talvolta rappresenta un sotto-corso di quello sul massaggio, quanto imparato durante il corso.

Si consiglia quindi prima di applicare ed approfondire su se stessi quanto imparato, prima di eseguire i massaggi sugli altri.

Anzi gli step consigliati dagli antichi maestri sarebbero tre: impara sotto la guida di un maestro, metti in pratica ciò che hai imparato esercitandoti su te stesso e solo poi pratica sugli altri.

A chi può sembrare strana ed esagerata l'importanza riconosciuta nei corsi alla fase dell'automassaggio, ricordo che in Cina esiste una disciplina, lo jing luo, dedicata esclusivamente all'automassaggio.

I meridiani maggiori, che vengono collegati in genere all'area energetica di un organo di riferimento, sono dieci nel thai massage, ma il loro numero ed ovviamente il nome cambia in altri massaggi olistici.

In realtà il numero dei sottomeridiani e dei pulsanti energetici è elevatissimo ed inizialmente nei corsi vengono trattati solo i principali.

Anche il nuad phaen boran è una di quelle discipline olistiche trattate nel libro che, come la meditazione ed il chi kung, si può praticare anche senza uscire di casa. Cosa sicuramente utile in tempi normali e ancor di più oggi, stagione che speriamo passi presto di pandemie e conseguenziali coprifuoco e lockdown.

Può senza dubbio sconcertare che una disciplina come il nuad boran comprenda sia aspetti classici del massaggio olistico che altri estrapolati da yoga e chi kung.

Possiamo utilizzare, per comprendere le ragioni di questa complessità che per chi conosce la disciplina ne rappresenta invece la straordinaria ricchezza, la metafora del puzzle.

L'obiettivo che ci proponiamo di raggiungere con la pratica delle discipline olistiche, la gestione dello stress e la longevità nel caso del nostro libro, corrisponde al puzzle che dobbiamo assemblare utilizzando i pezzi che troviamo nella scatola.

I singoli pezzi corrispondono invece alle diverse discipline che noi possiamo utilizzare per raggiungere il nostro scopo, per esempio la gestione dello stress, o alle diverse tecniche di una disciplina olistica che ci permettono di conseguire il nostro obiettivo.

Per questo il nuad boran, che estrapola e sintetizza i principi di arti diverse finalizzandole al raggiungimento del nostro wellnes, è una tipologia di massaggio olistico di straordinaria utilità e dalle enormi potenzialità.

Quale altro esercizio, oltre al massaggio dei piedi, potremmo considerare propedeutico al massaggio vero e proprio?

L'esecuzione del massaggio tradizionale talvolta viene preceduta dal rilassamento del volto che si raggiunge lavorando innanzitutto sul sistema energetico legato alla vista, utile, secondo la tradizione, anche per attenuare il mal di testa.

Io, per esempio, oggi, grazie al nuad boran, capisco se chi pratica un'altra disciplina come il chi kung ha già raggiunto il rilassamento dei meridiani e dei pulsanti energetici connessi alla tensione e stanchezza visiva, che è molto frequente in chi passa molte ore al giorno fissando lo schermo di un cellulare, tablet o computer o anche semplicemente guardando la televisione.

In genere il massaggio o l'automassaggio dei pulsanti energetici connessi a quello che viene chiamato *terzo occhio*, serve per rilassare il viso e attenuare il mal di testa.

Debbo però ribadire che il livello richiesto per una corretta esecuzione dell'esercizio non può essere trasmesso attraverso un manuale scritto e sarebbe necessario, anche se comunque insufficiente, almeno un video.

Tuttavia anche in chiusura di questo capitolo suggerirò qualche scorciatoia per consentire ai lettori di raggiungere in modo semplificato qualche risultato che possa riprodurre sensazioni positive assimilabile a quello del massaggio completo.

Nel caso del rilassamento visivo ho avuto l'impressione che un buon risultato lo si possa raggiungere utilizzando per cinque minuti al giorno i cosiddetti occhiali stenopeici. Come sempre, vanno utilizzati seguendo le istruzioni di un esperto, anche per accertarsi che su di noi non causino effetti collaterali.

La seconda tecnica per rilassare il volto consiste nel far assumere alla lingua una forma particolare all'interno della nostra bocca raggomitolandola e toccando con la punta il palato.

Questa pratica serve sia per rilassare il volto che per connettere due fondamentali meridiani del corpo che si incontrano senza toccarsi sotto al palato e per modificare la naturale posizione dei meridiani del volto consentendo anche una più proficua pratica di massaggio ed automassaggio.

In effetti, se ci fate caso, quando siamo tesi, nervosi o arrabbiati siamo facilmente portati a serrare la mandibola e, se guardiamo chi dorme e quindi si trova in uno stato di rilassamento, possiamo invece osservare che ha la bocca leggermente socchiusa.

RIEPILOGO DEL CAPITOLO 5:

- SEGRETO n. 1: Il Thai massage o nuad boran può diventare per il massaggiato anche una straordinaria forma di allenamento semi-passivo in quanto permette al massaggiato anche la pratica di esercizi rientranti nello yoga e nel chi kung.

- SEGRETO n. 2: Il thai massage può essere praticato quasi ovunque perché non necessità di attrezzature particolari e nemmeno di lettini. In genere viene eseguito su un sottile materassino poggiato sul pavimento, ma per iniziare potrebbero bastare anche i tappetini dello yoga, sempre sotto la supervisione di un esperto.

- SEGRETO n. 3: La pratica del thai massage risulta fondamentale per sviluppare la conoscenza del corpo energetico composto da meridiani e pulsanti energetici.

- SEGRETO n. 4: Il Thai massage può servire anche per approfondire la conoscenza e progredire nella pratica del chi kung.

- SEGRETO n. 5: Il Thai massage sviluppa la sensibilità del

massaggiatore per il *lom pran, chi* o *life energy* trasformandolo in un rabdomante energetico.

Capitolo 6:

Holistic Taoist Training: benessere fast

«Il tao di cui si parla non è il tao assoluto».
(Laotzu)

L'ultimo capitolo del libro rappresenta al tempo stesso una summa di quanto spiegato finora e un mio modo personale di approcciare le varie discipline trattate e, in generale, il mondo del wellness olistico che ritengo utile per i neofiti del settore.

Ovviamente le diverse scorciatoie utilizzate, vanno inquadrate nel contesto del libro, ed hanno sempre un obiettivo ben preciso, avvicinare i praticanti ad una nuova logica: la coltivazione del *chi*.

Le arti orientali indicano un obiettivo da raggiungere e la via migliore da percorrere per conseguire quel determinato obiettivo che può essere la perizia nel combattere, nel caso delle arti marziali, o il benessere psicofisico, nel caso delle discipline olistiche. Il concetto della via da percorrere per conseguire un determinato risultato che il maestro indica agli allievi serve anche per chiarire fin dall'inizio ai neofiti che senza impegno e disciplina non è possibile raggiungere gli obiettivi prefissati.

Insomma i guru, sifu o maestri hanno imposto sempre agli allievi, come condizione essenziale della riuscita nella pratica quel tipo di impegno assoluto e assorbente che oggi corrisponderebbe al *no pain no gain* (nessun dolore nessun guadagno) di Benjamin Franklyn, notissimo aforisma che oggi trovate in molte palestre e che chiarisce perfettamente, forse estremizzando il concetto, che senza sacrifici non si va da nessuna parte.

Io che non sono né un maestro né un guru ma un divulgatore olistico, per non scoraggiare nessuno ed avvicinare i neofiti a discipline meravigliose, pur ribadendo la serietà dell'impegno richiesto nel rispetto dei principi generali delle arti olistiche, preferisco più che indicare la via, consigliare qualche scorciatoia.

Siccome di libri sulle materie trattate ne esistono tantissimi sia in Italia che all'estero ed essendo il mio obiettivo quello di avvicinare i neofiti alle diverse arti, ritengo utile dare una serie di consigli per rendere il training da seguire quanto più possibile chiaro e semplice.

Partirò da una serie di dubbi e problemi, spesso comuni alla maggior parte dei praticanti, che nel corso degli anni ho dovuto affrontare e risolvere costruendo, sulla base delle mie esigenze, una personalissima metodologia di allenamento che ho battezzato *holistic taoist training* e che cerca di semplificare, nel rispetto dei principi generali, la pratica olistica.

Quali problemi ti sembra che più spesso rallentino i progressi dei neofiti in questo settore?

Il fatto che sia necessario sviluppare una nuova rappresentazione delle potenzialità umane basata su una visione diversa della stessa fisiologia rappresenta sicuramente un ostacolo non facile da superare.

Pensare che nelle discipline orientali esista la convinzione che accanto al corpo fisico operi anche un corpo energetico può determinare quasi una rivoluzione copernicana per tutto ciò che riguarda la ricerca e l'esecuzione degli esercizi più adatti a soddisfare le varie esigenze olistiche.

Prima improntavamo la validità delle diverse pratiche ed i relativi esercizi inquadrandoli in una logica di stampo tradizionale, agonistica e bidimensionale, che potremmo definire "standard". Essa si basava sul tradizionale motto olimpico: *citius, altius fortius* e in essa avevamo trovato sia l'obiettivo da raggiungere che il modo migliore per conseguirlo.

Per fare un esempio, affascinati in passato da personaggi come Arnold Schwarzenegger, molti di noi, me compreso, hanno pensato da ragazzi, che sviluppare la muscolatura esterna sollevando bilancieri e manubri sempre più pesanti fosse il modo migliore per diventare non solo più forti ma anche più sani. Il che, per certi aspetti, è anche vero perché anche Bruce Lee inserì nei suoi allenamenti una fase dedicata ai pesi, ma senza mai dimenticare quali obiettivi e quali esercizi dovevano avere la priorità.

Ancora oggi, infatti, credo sia possibile trovare on line le interviste in cui il grande attore, che rese popolare il kung fu in Occidente, parla di un'energia interna il cui esercizio e sviluppo con esercizi mirati era fondamentale e prioritario, e ne paragona le proprietà all'acqua che oltre ad essere inafferrabile, potendo assumere diverse forme in base al suo contenitore, ha anche la potenza di scavare la roccia, *gutta cavat lapidem*, come dicevano gli antichi.

Ovviamente la visione di Bruce Lee del *chi* aveva una funzionalità legata soprattutto al mondo delle arti marziali.

Quindi, per praticare correttamente le discipline olistiche, bisogna entrare in una logica tridimensionale e pensare che dobbiamo esercitare, oltre a mente e corpo, anche l'energia.

Cosa risponderesti a chi manifesta ancora e sempre un forte scetticismo nei confronti della reale esistenza del *chi* o *life energy*?

La risposta migliore per gli scettici, per me resta quella che a me diede un medico agopunturista che incontrai durante uno stage in Oriente, quando gli chiesi cosa pensasse del *chi*, essendo lui un medico ed avendo quindi una formazione occidentale, egli mi rispose: "non ho il tempo di scoprire se il *chi* esiste o meno, o perché funziona. A me basta sapere che quando esercito l'agopuntura i miei clienti guariscono".

Ecco, ciò che veramente conta anche per me non è tanto risolvere un quesito metafisico, quanto constatare che le discipline olistiche migliorano la qualità della vita di chi le pratica.

Quali sono i vantaggi del wellness olistico?

Diversi. Innanzitutto, cosa non trascurabile in tempi di Covid e lockdown, è comodamente praticabile in casa. In secondo luogo, molti esercizi sono eseguibili mentre assumiamo le tre posizioni classiche che ci accompagnano ogni giorno: stare sdraiati, seduti ed in piedi, che abbiamo esaminato nei capitoli dedicati alla meditazione, al chi kung ed al nuad boran.

Esistono ovviamente, anche al di fuori del wellness olistico, tante attività sportive che garantiscono ottimi risultati in termini di benessere psicofisico, come il nuoto, ma praticarle non è sempre possibile.

Invece, poter utilizzare per il nostro training, restando comodamente in casa, le tre posizioni che assumiamo durante la vita quotidiana, rappresenta un vantaggio non trascurabile anche per chi dopo una giornata di lavoro non sempre ha voglia di andare in palestra.

Ovviamente è chiaro che all'inizio è necessario seguire gli insegnamenti di un maestro e quando è possibile, è sempre meglio andare in un centro per poter usufruire della sua guida che è in tanti casi insostituibile. Ma sapere che comunque noi possiamo sviluppare quel che abbiamo appreso, mettendolo in pratica anche restando in casa, ha un valore non trascurabile.

Abbiamo parlato dell'esistenza di alcuni principi basilari delle arti orientali energetiche nei capitoli precedenti. Se per sintesi ne dovessimo scegliere tre, quali prenderesti in considerazione per iniziare correttamente la pratica?

Inizierei senza dubbio dalla respirazione che resta spesso sullo sfondo di ogni discorso sul wellness. Il che è paradossale, se pensiamo che il respiro ci accompagna 24 ore al giorno, dalla nostra nascita alla morte.

Migliorare le capacità respiratorie significa migliorare la qualità della vita e rappresenta una delle migliori scorciatoie per progredire anche nelle discipline olistiche collegate alla respirazione, che sono poi la maggior parte. Sull'argomento gli orientali hanno sviluppato ricerche approfondite per migliaia di anni che ovviamente non sarebbe possibile riportare in questo testo.

Premesso che considero alcune tecniche respiratorie potenzialmente pericolose se eseguite senza la presenza di un maestro, ritengo comunque opportuno trattare l'argomento oltre che per la sua importanza anche per avvicinare i neofiti a questo settore mettendoli in guardia da alcuni rischi.

Voglio comunque segnalare tra le tecniche che sicuramente richiedono la presenza e la guida costante di un maestro tutte quelle basate sulla ritenzione del respiro per periodi più o meno prolungati di tempo.

Esiste, purtroppo, una casistica ormai ampia di quanto sia pericoloso per la salute alterare i cicli respiratori in base a periodi via via più prolungati di apnea. Personalmente ritengo, anche sulla base della mia esperienza, che queste tecniche richiedano un'esperienza di anni sotto la guida di un maestro per non risultare controproducenti e dannose e rappresentino non l'inizio ma la fine di un percorso.

In che modo possiamo distinguere le tecniche respiratorie?

Esistono diverse scuole di pensiero ma io preferisco optare per una diversificazione basata su una logica meramente funzionale e quindi, restando focalizzati sul contenuto del libro, distinguere il tipo di respirazione consigliabile quando si pratica la meditazione da una metodologia utilizzabile per il chi kung o il nuad phaen boran.

Per quanto riguarda la meditazione, la tipologia consigliata dalla maggior parte delle scuole è la cosiddetta respirazione profonda o diaframmatica ed è per fortuna anche la meno difficile da apprendere e praticare. Troverete molti video ed articoli su Internet che la spiegano bene.

In pratica noi, per diverse ragioni, non ultima lo stress, quando inspiriamo utilizziamo normalmente l'area del torace che non va al di sotto del petto. Una respirazione più appropriata, per l'appunto profonda, secondo gli orientali invece prevede che l'area inspirata raggiunga l'addome, per la precisione il *dantien*.

Per eseguirla abbastanza correttamente, possiamo poggiare una delle nostre mani sull'addome, all'altezza dell'ombelico. Se inspirando muoviamo la mano avremo la prova che il nostro respiro ha effettivamente raggiunto l'area del *dantien*. La nostra mano poi guiderà l'espirazione comprimendo dolcemente l'addome per far uscire l'aria dalla bocca in modo continuo e non intermittente.

Un esercizio abbastanza semplice, praticabile ovunque, sia in ufficio che mentre, magari, viaggiamo in treno e che ci permette al tempo stesso di rilassare le tensioni e migliorare il nostro benessere generale.

Ciò significa, dunque, che una respirazione breve e troppo rapida è indice di stress e quando possibile va corretta a meno che non venga applicata coscientemente e costituisca una tecnica distinta con un ben preciso obiettivo.

Per chiarezza voglio anche riportare, come seconda tecnica respiratoria, una pratica taoista, ma credo utilizzata anteriormente nello yoga, basata su una successione breve e rapida di respiri che parte da un presupposto per certi aspetti condivisibile: eliminare gli elementi nocivi dall'organismo significa preservare il benessere. Insomma: lo stesso scopo che ci proponiamo con la classica sauna, ma raggiunto tramite un metodo respiratorio.

La respirazione rapida prevede una serie di brevi e rapide respirazioni, paragonabili all'ansimare di un cane, che, prolungata per un periodo di alcuni minuti, spingono gli elementi nocivi presenti nell'organismo a fuoriuscire tramite le lacrime dal dotto lacrimale e dal naso attraverso il muco.

Inoltre, mentre eseguiamo la respirazione veloce, per circa cinque o sei minuti, bisogna focalizzare lo sguardo su un oggetto che teniamo a circa mezzo metro dagli occhi. Anticamente si bruciavano bastoncini di incenso e se ne fissava la punta incandescente fin quando, con la respirazione rapida, lacrime e muco non venivano espulsi.

Anche questa tecnica per quanto solo apparentemente semplice, richiede nella fase iniziale, a mio parere, la presenza di un istruttore che ci guidi per evitare eventuali effetti collaterali e quindi la sconsiglio ai neofiti.

Infine, voglio approfondire una terza tecnica molto utile nella pratica del chi kung: la respirazione inversa, secondo molti basilare per dirigere il *chi* dal *tan t'ien*, la sua sede naturale, nei meridiani e che inizialmente può sembrare una tecnica strana e dalla difficile messa in pratica.

L'ho giù introdotta in precedenza e quindi voglio ricordare che come suggerisce anche il nome, capovolge il nostro modo abituale di respirare perché l'addome si muove in modo opposto a quanto accade nella respirazione tradizionale. Quindi deve rientrare quando inspiriamo ed espandersi quando espiriamo. Per alcuni maestri sarebbe una delle pratiche seguite dai leggendari immortali taoisti.

Certo applicarla non è così automatico ma riuscirci in un lasso di tempo ragionevole, eseguendo determinati esercizi, è senza dubbio un obiettivo alla portata dei praticanti.

Esiste una scorciatoia per imparare più facilmente questa tecnica?

In realtà ne esistono due, una per l'inspirazione ed una per l'espirazione per chi, e sono tanti, trova difficoltà nell'imparare la respirazione inversa.

Per l'inspirazione ho dato all'escamotage un nome ironico che ritengo facilmente memorizzabile ed applicabile: *arte dello sbadiglio*. Per quanto sembri strano, basta sbadigliare per eseguire in modo corretto l'inspirazione, replicando facilmente gli effetti richiesti senza sottoporsi ad un corso troppo lungo. Ed in effetti quasi tutti provano una sensazione di benessere quando sbadigliano. Forse è un caso o forse no, ma di sicuro questo accorgimento funziona anche se i saggi taoisti magari non ci hanno mai pensato.

Per l'espirazione invece l'automatismo si attiva sempre in base ad una sensazione che molti di noi hanno sperimentato: il riflesso che ci porta ad irrigidire gli addominali quando qualcuno finge di darci un pugno allo stomaco. Sembrerà strano ma vi posso assicurare che attivare questo meccanismo aiuta tantissimo ad eseguire correttamente la respirazione inversa che comunque consiglio sempre di praticare, almeno inizialmente, con un maestro per evitare effetti collaterali sgraditi.

La respirazione gioca quindi un ruolo fondamentale nelle discipline energetiche?

Senza dubbio sì. La corretta respirazione guida il movimento del corpo ed è indispensabile per determinare e dirigere il contemporaneo movimento dell'energia. Talvolta il rapporto tra il respiro e l'energia viene metaforicamente paragonato nella filosofia orientale all'aratura di un campo. Come arare un campo serve per favorire la crescita delle piante così il respiro favorisce la coltivazione dell'energia.

Come abbiamo visto, il tipo di respirazione richiesto per favorire la circolazione del *chi* non è, come è facilmente intuibile, la nostra respirazione abituale, che è anzi probabilmente una delle concause della stagnazione energetica nei meridiani ed una delle minacce più insidiose per il nostro benessere psicofisico.

Insomma, per le discipline energetiche orientali, se noi non ci occupiamo del nostro benessere energetico, sarà il *chi* ad occuparsi di noi inviandoci una serie di avvertimenti via via più frequenti.

Qual è il secondo principio, dopo la respirazione, che influisce sulla circolazione energetica?

In molti manuali si parla genericamente di praticare stando rilassati. Però il concetto di rilassamento può risultare fuorviante, soprattutto se pensiamo che per noi Occidentali rilassarsi significa stare soprattutto stesi su un divano a guardare la televisione o su un'amaca in riva al mare.

In realtà, il rilassamento indicato dai manuali e dai saggi taoisti consiste invece in qualcosa di molto più complesso: la capacità di trovare un punto di equilibrio tra la tensione ed il rilassamento.

Molte arti marziali suggeriscono che la rigidità sia un limite e che anche nel combattimento la morbidezza debba prevalere sulla durezza. Nel caso del wellness è fin troppo banale ricordare quanto un'eccessiva rigidità blocchi una corretta circolazione energetica.

Lo scopo segreto di molte pratiche risiede nel trovare un punto di equilibrio tra un'eccessiva tensione ed un eccessivo rilassamento, che poi corrisponde all'equilibrio tra corpo fisico e corpo energetico e che viene anche rappresentato nella filosofia taoista dal mutevole gioco dello yin e dello yang nel diagramma del fondamento supremo.

Quindi come dobbiamo entrare in uno stato di coscienza non abituale, così dobbiamo raggiungere con gli esercizi appropriati uno stato di equilibrio tensionale fisico diverso da quello normale.

Quali capacità vengono acquisite individuando il proprio punto di equilibrio tra tensione e rilassamento attraverso la pratica delle discipline olistiche?

Ribadisco che gli esercizi in una logica olistica dovrebbero avere tutti natura tridimensionale e che soltanto per motivi didattici parlo della propedeuticità di una dimensione rispetto ad un'altra.

Ciò che conta è trovare una disciplina, ma sarebbero meglio almeno due, per restare focalizzato più sul focus della ricerca, il *chi* ed il conseguente wellness, che sugli strumenti della stessa, cioè le discipline praticate, che ci permetta di trovare questo magico equilibrio tra corpo fisico e corpo energetico.

Io, per esempio, oltre alle discipline trattate nel libro, pratico da anni anche una sofisticata arte marziale, il taijiquan, e sono iscritto alla Fiwuk, la federazione del Coni alla quale aderiscono scuole ed istruttori di diverse discipline marziali cinesi come il wu shu ed il kung fu oltre ovviamente al taijiquan.

Quest'ultimo viene anche considerato una forma di meditazione in movimento ed in Occidente deve la sua diffusione soprattutto ai benefici psicofisici che dona ai praticanti, diventando parte, nella sua versione più salutista che marziale, dell'universo del wellness olistico.

Il sottotitolo del libro: come gestire lo stress rilassando le aree energetiche cervicali e lombari, individua le capacità acquisite quando finalmente raggiungiamo il punto di equilibrio tra tensione e rilassamento connettendo le cinque aree energetiche principali, mentre il restare giovani, cioè la longevità, si raggiunge con la corretta circolazione dell'energia nelle aree e nei meridiani del corpo.

Nel capitolo sul nuad boran ho già spiegato anche un'altra capacità che si acquista con la pratica di questa arte, che è quella di sviluppare, quasi, la sensibilità di un rabdomante energetico che permette di capire, sia su di noi che sugli altri, se è stato raggiunto il punto di equilibrio tra corpo fisico e corpo energetico, indispensabile per la circolazione energetica.

Qual è il terzo principio che secondo te, per importanza, influisce sulla circolazione energetica?

Quello della connessione tra le cinque aree energetiche che debbono incastrarsi tra loro come le tessere di un puzzle e che alcuni maestri accomunano, in abito divulgativo, alla cosiddetta connessione dei cinque archi nelle discipline marziali.

L'esercizio basilare, che alcune scuole scelgono come punto di partenza di un percorso, per la sua ingannevole e solo apparente semplicità, mentre altre scuole lo considerano invece il punto di arrivo di un percorso lungo e complesso è la starting position, già citata nei capitoli precedenti e comune, anche se con qualche differenza, a molte discipline.

Viene chiamata *posizione dell'albero* nel chi kung e nel taijiquan, *ritsuzen* nella meditazione, *zhan zhuang* nel yi quan solo per citarne alcune.

Io, comunque, senza voler sembrare un cerchiobottista, condivido la scelta formativa sia di chi la colloca alla fine che all'inizio di un percorso. Avendo seguito i corsi in Oriente di chi iniziava le sue spiegazioni proprio partendo dalla *tree position* e condividendo l'impostazione di chi quindi la colloca all'inizio di un percorso formativo, ho riproposto nel libro questo schema soggettivizzandolo e semplificandolo, ma spero senza banalizzarlo.

Le opinioni sull'utilità di questa posizione e dei training connessi sono spesso contrastanti.

C'è chi dice che serve tantissimo per acquisire il mindset giusto per progredire nella pratica delle discipline olistiche e, secondo me, ha perfettamente ragione.

C'è chi invece sostiene che sia un esercizio quasi inutile, soprattutto se confrontato con altri esercizi, e secondo me ha ragione anche lui.

Ancora cerchiobottismo? Assolutamente no. La valutazione dell'importanza e del valore di un esercizio in ambito olistico e tridimensionale dipende dalla reale e corretta applicazione dei principi regolatori della materia, che io, per focalizzare l'attenzione dei neofiti, ho arbitrariamente ridotto a tre nell'ambito del mio *holistic taoist training*.

Potremmo eseguire tutte le posizioni previste dalle diverse discipline per mesi ed anni senza riuscire ad uscire dall'ambito delle discipline bidimensionali, sia agonistiche che rientranti nella ginnastica dolce, e quindi senza trarre quei benefici, legati al risveglio delle potenzialità umane latenti, per i quali avevamo deciso di seguire un corso di chi kung o di nuad boran.

Se questo mindset non viene acquisito, diventa comprensibile la delusione e lo scetticismo di chi ha praticato una disciplina energetica senza trarre i vantaggi sperati.

Come viene spiegata negli antichi manuali la starting position?

Per comodità espositiva e del lettore sintetizzo ciò che i neofiti potrebbero leggere consultando diversi manuali e che io ho imparato seguendo corsi di varie discipline: la connessione delle cinque aree energetiche o dei cinque archi avverrà solo quando la forza del cielo e della terra verranno centralizzate nel *danten*. Aggiungo che la nozione di cinque aree energetiche viene utilizzata in genere nell'ambito del wellness olistico e la nozione dei cinque archi rimanda invece alle arti marziali.

Le 5 aree energetiche, anche se non tutti i maestri concordano sono: area cervicale, area lombare, area della spina dorsale, queste tre in cinese vengono chiamate *zong ding*, e area del *dantien* e area riflessologica plantare.

Secondo le antiche leggende i maestri taoisti acquisivano la longevità e in alcuni casi addirittura l'immortalità proprio connettendo queste cinque aree energetiche.

Tutti ci sarebbero riusciti anche praticando, in modo perfetto, pochissimi esercizi tra i quali non mancava mai la tree position e molti avrebbero acquisito una longevità incredibile praticando solo questo esercizio.

I 5 archi che incastrandosi diventano un solo grande arco corrispondono: alle braccia ed alle gambe che devono fondersi energeticamente con il quinto arco, la spina dorsale, per formare un unico grande arco.

Nell'ambito delle arti marziali anticamente molti maestri sostenevano che nessuno potesse competere in battaglia con i guerrieri che avevano scoperto il segreto dei cinque archi.

Vedendo i film di grandi attori orientali, che sono anche grandi marzialisti, come Bruce Lee, Jacky Chan o Tony Yaa, solo per citarne alcuni, con l'esperienza acquisita, percepisco che applicano alla perfezione questa sintesi delle aree energetiche.

Come possiamo eseguire correttamente la starting position?

Dopo aver capito quali aree energetiche vanno connesse cerchiamo di capire come esercitare le 2 forze, la forza del cielo e la forza della terra che agendo in direzioni contrapposte, producono l'allungamento ed il raddrizzamento dei meridiani energetici della schiena e della stessa spina dorsale, elasticizzandola.

Questo obiettivo non è facile da raggiungere perché quasi tutti possiamo intuire come elasticizzare altre aree energetiche del corpo come braccia e gambe ma abbiamo difficoltà a raggiungere lo stesso risultato con la schiena che invece deve avere la priorità, come zona di intervento, tra gli esercizi di natura energetica.

Ricordiamo che l'elasticizzazione dei meridiani, sfruttando forze contrapposte, è una caratteristica fondamentale degli esercizi che rientrano nella prima categoria del chi kung, come abbiamo spiegato nel libro, in quanto rappresenta una delle concause della produzione energetica.

La forza del cielo agisce sull'area energetica cervicale, ed in genere sia nei manuali sia nei corsi viene rappresentata come un filo immaginario che posto sull'occipite e tirato dall'alto provoca l'allungamento ed il raddrizzamento dei meridiani del collo.

Nel chi kung tutti gli esercizi legati all'elasticizzazione dell'area energetica cervicale andrebbero eseguiti tenendo conto di questa forza.

Per quanto sembri strano, la maggior parte dei neofiti non riesce ad eseguire l'esercizio in modo corretto, se non dopo molto tempo. Anche io ho avuto gli stessi problemi fin quando non ho trovato, in Oriente, un maestro che sapesse spiegare veramente bene le dinamiche dell'esercizio.

In questa sede spiego un trucco, davvero un mezzo uovo di Colombo, per raggiungere quasi lo stesso risultato con un impegno minimo: *the neck of the models* (il collo delle modelle).

Consiste, come suggerisce il nome, prima nello stare fermi per abituarsi e poi nel camminare tenendo in equilibrio sulla testa un quaderno o un libro leggero come il mio eBook.

Per tenerlo in equilibro e non farlo cadere, eserciterete automaticamente in modo corretto l'area energetica della cervicale e contemporaneamente la rilasserete, cioè troverete il punto di equilibrio tra corpo fisico e corpo energetico.

La forza della terra invece opererebbe dalle spalle, che debbono restare sempre rilassate e basse, non solo in questo ma in tutti gli esercizi del chi kung, ai piedi e dovrebbe attrarre verso il suolo tutto il corpo.

Nei manuali e nei corsi viene anche spiegato che gli allievi dovrebbero immaginare, mentre eseguono l'esercizio, che sotto i loro piedi spuntino delle radici che affondano nel terreno.

Inoltre, nei manuali e nei corsi i consigli per eseguire in modo olistico la starting position suggeriscono che si debba trovare un punto di equilibrio tra le due forze, cioè la centratura. Centratura che avverrebbe nel *tanden*, una magica sfera di energia che si trova quattro dita sotto l'ombelico

Personalmente, da questo tipo di istruzioni, nonostante l'impegno profuso negli esercizi, non ho mai avuto l'impressione di trarre un reale beneficio in ambito energetico. E posso dire lo stesso per il 99% dei praticanti che ho conosciuto.

Anche in questo caso, ho trovato una risposta alle mie ricerche solo in Oriente quando mi hanno spiegato come esercitare la forza della terra applicando due aforismi affascinanti ma fino ad allora incomprensibili.

Il primo: "le braccia del maestro sono sempre più lunghe ed i suoi gomiti sono sempre pesanti". Una volta spiegato, permette di esercitare correttamente, con la forza della terra, l'area energetica corrispondente all'arco delle braccia e, al contempo, di capire perché l'uso errato di cellulari e tablet, consistente nell'utilizzare i meridiani sbagliati quando li teniamo in mano, si può rivelare nocivo per il benessere energetico, in particolare quello dell'area cervicale, se non bilanciato con pratiche adeguate.

In questo caso i passaggi sono più articolati rispetto all'esercizio del cd. *neck of the model* e prenderebbero il nome da una leggenda sugli arcieri di Gengis Khan che farebbe riferimento ad un particolare esercizio ideato dal mitico condottiero mongolo che costruì l'impero più vasto nella storia dell'umanità, per rendere instancabili i suoi guerrieri.

Non so quanto ci sia di vero in questa leggenda ma posso confermare che per me e per molti altri praticanti ha rappresentato la quadratura del cerchio per quanto riguarda la corretta esecuzione della *tree position*.

Vi riassumo brevemente i meccanismi che scaturiscono dall'applicazione di questa leggenda.

Gli arcieri di Gengis Khan, secondo la leggenda, stando seduti dovevano marciare portando sul dorso delle mani o dei polsi il peso delle spalle.

Quando l'ascoltai rimasi interdetto come credo il lettore di questo libro, ma una volta spiegata, l'esercizio della *tree position* diventa se non facile almeno chiaro.

Marciare stando seduti sembra un controsenso, ma non lo è perché lo stare seduti fa riferimento alla posizione che bisogna assumere per centralizzare la forza del cielo e della terra nel *dantien* raddrizzando e rilassando, come suggerivo nel sottotitolo del libro, l'area energetica lombare, piegando le ginocchia come se volessimo sederci.

Il modo più semplice per raggiungere questa posizione consiste nell' eseguire con il bacino un movimento che potremmo definire il *Michael Jackson step*, in omaggio al grande cantante e ballerino americano, e che consiste nel tenere i piedi fissi per terra e, facendo perno sul tallone e la pianta dei piedi, spostare in avanti il bacino piegando le ginocchia.

Siccome molti movimenti del bacino e del *dantien*, vero perno energetico del corpo, vengono guidati dal tallone gli antichi maestri dicevano: l'uomo morto respira con i polmoni, l'uomo vivo con i talloni.

Ecco spiegato il significato di un'altra istruzione, criptica e misteriosa, contenuta in molti manuali orientali. Perché il legame tra un meridiano energetico del piede che parte dal tallone ed il *dantien* deve restare non solo quando ci si esercita da fermi ma anche quando si marcia come i guerrieri di Gengis Khan.

Provando, scoprirete che senza difficoltà la vostra schiena si raddrizzerà e, in effetti, stando seduti su una sedia immaginaria, si prova davvero la sensazione che una forza attiri i meridiani energetici e la spina dorsale verso terra raddrizzandoli.

Vi sembra ancora difficile l'esercizio di centralizzazione energetica? Forse avete ragione. Ma potete allenarvi per step abituandovi in un modo più semplice, usando come ho fatto io una sedia un tempo costosa ma oggi dal prezzo più che abbordabile: la sedia ergonomica.

La posizione che assumerete naturalmente corrisponde abbastanza bene alla posizione del bacino che dovevano assumere gli arcieri di Gengis Khan anche se in questo caso il collegamento del *dantien* non è con entrambi i talloni, come quando si sta in piedi, ma con le ginocchia o con un tallone ed un ginocchio a seconda di come si usa la sedia ergonomica.

Non dimenticate che, quando vi eserciterete con la sedia, non avrete nemmeno bisogno di marciare, perché sarete immobili e magari starete lavorando al computer o guardando la televisione, riuscendo così automaticamente a rilassare l'aria energetica lombare.

Infine, per completare l'esercizio bisogna capire che significa portare il peso delle spalle sul dorso delle mani e dei polsi.

Significa che, per fare in modo che le spalle rilassate cadano verso il basso come quelle di una giacca appoggiata su una gruccia, formando un arco fino ai polsi, si debbano sensibilizzare i meridiani utilizzando sempre pesi leggerissimi.

Mettere sul dorso del polso o della mano un peso leggero ci permette di creare questa connessione energetica, che potremmo considerare virtuosa, nelle braccia. Ed è a questo meccanismo che si riferisce il detto "le braccia del maestro sono sempre più lunghe di quelle degli allievi".

Alcuni maestri spiegano la validità di questo ragionamento usando per argomentare al contrario, gli effetti negativi che i cellulari e tablet esercitano sull'area energetica della cervicale.

Noi li utilizziamo tenendoli nel palmo delle mani ed attiviamo, senza esserne coscienti, un meccanismo energetico opposto a quello virtuoso, provocando quasi una sorta di blackout energetico.

Questo significa che per rilassare l'area energetica della cervicale e compensare il tempo trascorso utilizzando i cellulari o i tablet, per lavoro o gioco poco importa, praticare questo esercizio è non solo utile ma in molti casi indispensabile.

La respirazione da tenere nella starting position da diaframmatica, con il tempo, dovrebbe diventare inversa.

Cosa oltre a questi tre principi influisce sulla circolazione energetica?

Un particolare stato di coscienza, che per alcuni verrebbe raggiunto automaticamente da chi si esercita nelle posizioni consigliate, come la *tree position*, per il tempo adeguato. In questo stato noi saremmo i padroni del chi e saremmo in grado di gestirlo.

Altrimenti, non controllando la *life energy*, correremmo il pericolo di diventarne schiavi, rischiando effetti collaterali negativi per il nostro benessere.

Secondo un'altra leggenda, gli antichi taoisti avrebbero scoperto come allenare il *chi* per diventare immortali esercitandosi addirittura nel sonno.

Non so se questa leggenda, come tante altre, vada presa alla lettera o se non rappresenti una metafora dell'importanza che la meditazione gioca nelle discipline energetiche.

Senza dubbio spiega molto bene l'importanza di entrare in un determinato stato di coscienza che non corrisponde a quello abituale, allenandosi appunto in uno stato mentale che richiama il sonno. Obiettivo comune in effetti a discipline di altri continenti. In America Centrale e Meridionale, per esempio, forse per influsso di antiche tradizioni sciamaniche, vengono utilizzati funghi con proprietà allucinogene per raggiungere questa dimensione mentale eccezionale che personalmente preferisco raggiungere praticando la meditazione.

Quali scorciatoie esistono per raggiungere lo stato di coscienza richiesto dalle discipline olistiche?

Ho già spiegato nel capitolo sulla meditazione che una metafora che ci serve per capire meglio questa disciplina è quella delle immersioni.

Ho anche spiegato che ad ogni livello di immersione corrisponde una diversa tecnica meditativa e che per raggiungere gli scopi di questo libro legati alla gestione dello stress sia sufficiente raggiungere il secondo livello senza varcare del tutto il livello più profondo che corrisponde all'area delle potenzialità latenti.

La tecnica propria di questo livello consiste nella produzione e nell'ascolto di una coppia di suoni solo con la mente e ho anche spiegato che nella tradizione esistono un numero enorme di coppie di suoni.

Una coppia, però, sembrerebbe secondo i maestri più efficace delle altre: *so- hang*. Insomma: inspirando bisognerebbe introiettare il suono *so* ed espirando bisognerebbe espellere il suono *hang*.

Un'altra scorciatoia per raggiugere questo stato di coscienza è rappresentato dalle *visualizzazioni* ma la complessità e vastità della materia richiederebbe quasi un libro a parte.

Posso, tuttavia, dare una dritta consolatoria sull'argomento ai lettori che abbiano provato questa tecnica meditativa senza successo, con una discreta cognizione di causa.

Non tutte le visualizzazioni funzionano sui praticanti allo stesso modo. Andrebbero, in base a determinate caratteristiche energetiche recettive delle persone, distinte in tre macrocategorie ed abbinate, per essere realmente efficaci, alle caratteristiche corrispondenti delle tre macrocategorie nelle quali, con riferimento alle *visualizzazioni*, vengono fatti rientrare i praticanti.

Esiste un gioco che ci possa avvicinare alla meditazione?

Voglio concludere l'argomento ed il libro con un aneddoto curioso. Scoprii, grazie ad un monaco, in modo casuale quella che sembrerebbe una scorciatoia divertente per avvicinarsi a questo stato di coscienza indispensabile per gestire il *chi*.

Durante una pausa di un corso stavo giocando con il mio tablet a poker on line con un amico. Un monaco vedendoci così coinvolti, si avvicinò per vedere che cosa attraeva la nostra attenzione e quando capì, sorridendo ci disse: *"very good for meditation"*. Pensavamo che scherzasse ma invece ci spiegò una teoria che ho poi trovato fondata.

A tutti può capitare di essere così concentrati in un'attività da avere l'impressione di entrare in un altro mondo. Questa sensazione può arrivare, per esempio, anche a chi gioca a scacchi, ovviamente non muovendo a casaccio i pezzi sulla scacchiera, ma affrontando la partita in base agli schemi ed alle tecniche dei professionisti.

L'uso di questi schemi richiede l'attivazione automatica di capacità logico/matematiche che, secondo alcuni, determinano meccanismi tali, poiché richiedono uno stato particolare di concentrazione per un determinato lasso di tempo, da spingerci proprio nello stato di coscienza ricercato con la fase pre-meditativa.

Secondo quel monaco una particolare versione di poker on line ormai diffusissima anche con app gratuite su Facebook, il Texas Hold'em, giocata in modalità *Sit and Go*, permetterebbe ai giocatori che utilizzano determinati modelli logico matematici previsti dal gioco di raggiungere lo stesso livello di concentrazione richiesto dagli scacchi.

Premesso che il mio non deve suonare come un invito alla ludopatia perché come spiegato si può partecipare gratuitamente ai tornei di poker on line, debbo riconoscere che in effetti ho avuto modo di provare personalmente la veridicità di questa tesi tanto che considero il Texas Hold'em un utile esercizio per allenare la mente.

Ho voluto concludere il capitolo ed il libro con uno tra i tanti aneddoti, legati al mondo olistico, che avrei potuto raccontare. Ho scelto questo perché oltre ad essere curioso, lo ritengo utile.

RIEPILOGO DEL CAPITOLO 6:

- SEGRETO n. 1: La longevità si acquista quando, gestendo lo stress fisico e mentale, riusciamo diventare i padroni del *chi*, a gestirlo e non a venirne gestiti. Il *chi* è un'energia che ci connette all'universo. Se la imbrigliamo ci porterà dove vogliamo come un cavallo ubbidiente, altrimenti ci disarcionerà provocando danni al nostro benessere.

- SEGRETO n. 2: La tecnica respiratoria da applicare per trovare il punto di equilibrio tra corpo fisico e corpo energetico, tra tensione e rilassamento è la respirazione inversa.

- SEGRETO n. 3: Per gestire lo stress mentale bisogna raggiungere uno stato di coscienza diverso dall'ordinario.

- SEGRETO n. 4: Per gestire lo stress fisico e rilassare le aree energetiche cervicali e lombari bisogna raggiungere un punto di equilibrio tra corpo fisico e corpo energetico.

- SEGRETO n. 5: Per gestire lo stress bisogna applicare i

principi basilari delle discipline energetiche che possiamo imparare praticando un solo esercizio: la *tree position*.

Conclusione

"Non è mai troppo tardi per avere un'infanzia felice."
Tom Robbins

Parafrasando lo scrittore statunitense Tom Robbins, per chi si sente troppo vecchio per praticare nuove discipline, voglio ricordare che non è mai troppo tardi per rivivere lo stesso livello di benessere psicofisico, se non dell'infanzia, almeno di quando avevamo trenta o quaranta anni, o per conservarlo e non sprecarlo se abbiamo la fortuna di avere ancora questa età.

Ma voglio anche sottolineare che non è nemmeno mai troppo presto per iniziare un percorso legato al wellness olistico, basato su arti che da millenni stupiscono i praticanti per la loro efficacia, e quindi consiglio di non rinviare ma di sperimentarne quanto prima almeno una.

Siccome spero che questo libro rappresenti solo il primo step di un cammino e credo che i feedback siano importanti, in quanto permettono agli autori in genere ed a me in particolare di calibrare meglio le loro opere sulle esigenze del pubblico, vorrei chiedere ai lettori una piccola cortesia.

Vorrei che scriveste una recensione su Amazon del libro nel suo complesso e di un capitolo che vi è piaciuto in particolare e che vorreste approfondire, perché lo scopo del libro è anche quello di formare una o più community di interessati a queste discipline sui social network. Oggi, infatti, Facebook e Instagram offrono diversi strumenti per creare gruppi omogenei di persone interessate ad una materia, cioè le community, che permettono ai membri di restare in contatto tra loro approfondendo comodamente le loro passioni.

Ho creato una pagina Facebook ed un profilo Instagram con la logica del work in progress, cioè per pubblicare post legati al wellness olistico in generale ed alle materie trattate nel libro in particolare, sia sulla base delle recensioni che i lettori del libro pubblicheranno su Amazon sia sulla base delle richieste che riceverò direttamente sui social network.

Ricevere una recensione su Amazon del libro rappresenta il secondo step di un percorso che potrebbe proseguire oltre che sui social network anche con altri libri e, forse, con qualche videocorso per approfondire il tema centrale dell'eBook: come alcune discipline olistiche, spesso nate in Oriente migliaia di anni fa, possono servirci per raggiungere il benessere fisico e la longevità, cioè per vincere una delle grandi paure dell'uomo, quella di invecchiare.

Gli antichi saggi orientali hanno sviluppato diverse arti e costruito numerosi percorsi per conseguire la longevità. Uno di questi consisterebbe nel gestire lo stress per restare giovani rilassando le aree energetiche cervicali e lombari.

In pratica, avevano individuato tra i tanti un esercizio, una sorta di start position, solo apparentemente banale e spesso frainteso, che racchiudendo una serie di principi basilari estrapolati dalle discipline energetiche, se eseguito correttamente, potesse davvero indirizzare i praticanti sulla via del benessere e della longevità.

Un esercizio solo apparentemente semplice perché molti maestri ne spiegavano la reale natura solo alla fine di un lungo percorso formativo. Altri maestri, invece, seguendo uno schema didattico circolare, lo inserivano sia all'inizio che alla fine del percorso perché ritenevano che si potessero apprendere centinaia di esercizi, tutti validi, ma solo la loro corretta esecuzione tridimensionale, basata sull'applicazioni di alcuni principi energetici, potesse permettere lo sblocco delle potenzialità umane latenti ed il conseguimento di particolari obiettivi come per l'appunto la longevità.

Per approfondire qualche argomento di maggior interesse, basterà digitare sul browser di ricerca di Instagram o Facebook il titolo del sesto capitolo del libro, *holistic taoist training* ed iniziare a seguirmi.

Tramite DM, cioè messaggi diretti o commentando i post potete ricordarmi la recensione che avete pubblicato su Amazon relativa, per esempio, alla potenzialità latente del wellness olistico che identifico, come tramandato dalla tradizione orientale, in una entità metafisica, la *life energy*, presente con diversi sinonimi, *chi*, *prana*, *ki* e *lom pran* in diverse discipline come per esempio il massaggio olistico, per chiedere di approfondire l'argomento con uno o più post. In base agli input ricevuti con le recensioni pubblicate su Amazon ed i direct message inviati al mio account Instagram o, eventualmente, diventando miei amici sul mio profilo Facebook potrò così pubblicare post mirati ed utili per community ben specifiche di appassionati agli argomenti del libro.

Immagino che magari qualcuno possa avere interesse per il mio approccio soft alla meditazione taoista, qualcun altro per il chi kung o per il massaggio olistico o per come io pratico un esercizio cardine di alcune discipline orientali: la *tree position* o *ritsu zen* che, come spiegato prima, racchiudendo i principi basilari delle antiche discipline energetiche orientali potrebbe costituire il primo passo sulla via della longevità.

Come ho spiegato prima, la creazione di una community e quindi un rapporto con gli appassionati alle tematiche trattate nel libro, rappresenta il secondo step di un percorso che potrebbe continuare oltre che sui social anche con altri libri o con videocorsi tagliati su misura di specifiche esigenze.

Per chi comunque non volesse usare i suddetti social, Facebook o Instagram, cercherò comunque, per restare in contatto, basandomi solo sugli input che riceverò dalle recensioni del libro pubblicate su Amazon, di approfondire uno dei diversi argomenti trattati, come per esempio l'utilità del chi kung per migliorare l'efficacia nella pratica del proprio sport preferito. Spero quindi che il libro sia piaciuto e soprattutto sia utile a chi vuol avvicinarsi al wellness olistico diventando per tutti una sorta di bussola per orientarsi in questo universo affascinante.

***

Se ti è piaciuto questo libro ed hai piacere di entrare in contatto con me, puoi trovarmi qui:

- Instagram: holistic taoist training
- Profilo Facebook: Tullio Benissone
- Pagina Facebook: holistic taoist training
- Gruppo Facebook: wellness olistico e longevità.

Tullio Benissone